Carl-Auer

Rosmarie Welter-Enderlin

Resilienz und Krisenkompetenz

Kommentierte Fallgeschichten

Zweite Auflage, 2015

Umschlaggestaltung: Uwe Göbel
Satz: Drißner-Design u. DTP, Meßstetten
Printed in Germany
Druck und Bindung: CPI – Ebner & Spiegel, Ulm

Zweite Auflage, 2015
ISBN 978-3-89670-682-9

Bibliografische Information der Deutschen Nationalbibliothek:
Die Deutsche Nationalbibliothek verzeichnet diese Publikation
in der Deutschen Nationalbibliografie; detaillierte bibliografische
Daten sind im Internet über http://dnb.d-nb.de abrufbar.

Informationen zu unserem gesamten Programm, unseren Autoren
und zum Verlag finden Sie unter: www.carl-auer.de.

Wenn Sie Interesse an unseren monatlichen Nachrichten aus der Vangerowstraße haben,
können Sie unter http://www.carl-auer.de/newsletter den Newsletter abonnieren.

Carl-Auer Verlag GmbH
Vangerowstraße 14
69115 Heidelberg
Tel. 0 62 21-64 38 0
Fax 0 62 21-64 38 22
info@carl-auer.de

Inhalt

Einleitung

Die hier dokumentierten Fallgeschichten beschreiben kritische Lebensereignisse und zeigen, was einem Individuum oder einer Familie bei deren Bewältigung geholfen hat. Es handelt sich um konkrete Situationen, und die sie beschreiben, kennen sie aus eigenem Erleben. Die Geschichten wurden uns im Rahmen eines Forschungsprojektes erzählt. Das Material stammt einerseits aus einer ausführlichen Befragung und bezieht sich anderseits auf die Beratungspraxis und meine persönlichen Erfahrungen als Paartherapeutin.

Zwei Geschichten aus der Befragung illustrieren den Begriff »kritische Lebensereignisse«: Im Fallbeispiel Doris und Jakob wird erzählt, wie eine einstmals glückliche Paarbeziehung *schleichend* zerfällt, und wie das betroffene Paar mit den Folgen dieses Zerfalls Schritt für Schritt umzugehen lernt. Das Fallbeispiel Linus zeigt hingegen, wie der *plötzliche* Unfalltod eines kraftvollen jungen Mannes sich auf seine Angehörigen (Eltern und Bruder) auswirkt, und was wir von der Art, wie diese mit dem tragischen Ereignis umgehen, erfahren und lernen können.

Die erzählten Geschichten verdanken wir Menschen, die sich auf die gestellten Fragen eingelassen haben, und die darauf konkret geantwortet haben. Was an ihren Antworten berührt, ist die Fähigkeit der Erzählenden, gleichzeitig aus der Innenperspektive Betroffener zu sprechen *und* von außen zu reflektieren, wie sie mit den schwierigen Umständen, die sie zu meistern hatten, umgegangen sind, und was ihnen geholfen bzw. was sie beeinträchtigt hat.

Ein Verständnis, dass problemlösendes Verhalten, selbst wenn es absurd wirken mag, seine eigene Logik hat, ermöglicht den Zugang zu individuellen und familialen Leidenssymptomen. Die Denk- und Fühlweisen, die sich im Zusammenhang mit Lebenskrisen zeigen, verschaffen einen Einblick in die *Muster*, mit denen Menschen Krisen begegnen. Daraus lässt sich ableiten, was ihnen im Umgang mit kritischen Lebensereignissen geholfen hat, und was sie von professionellen Helfern brauchen können. Die notierten Geschichten und die Bewertung ihrer Nützlichkeit vermitteln auf diese Weise Anregungen zum Nachdenken und Ideen zum Handeln.

Es berichten hier elf Menschen, die zumeist schwerwiegende Krisen zu bewältigen hatten und trotz solch einschneidender Lebenserfahrungen Wege fanden, diesen Krisen zu begegnen und darin möglichen Sinn zu finden. Im Anschluss an jede Geschichte kommentiere ich, was bei der Bewältigung kritischer Lebensereignisse hilfreich ist, und fasse die erfahrenen Hilfestellungen zusammen.

Das Buch setzt sich mit dem Thema »kritische Lebensereignisse« auf besondere Weise auseinander, nämlich unter dem Aspekt »Biegen oder brechen?«. Damit ist gemeint, dass in den vorliegenden Fallgeschichten immer beide Möglichkeiten sichtbar werden: dass die vom Schicksal Betroffenen wie ein Baum im Sturm sich biegen, statt zu zerbrechen, oder dass bei aller Anstrengung eben doch ein Bruch erfolgt, den es entweder zu heilen gilt oder dessen Folgen ins Leben eingebaut werden müssen. Ohne Veränderungen im Alltag der betroffenen Menschen geht es so oder so nicht. Anhand der Geschichten aus der Befragung werden Wege aufgezeigt, wie betroffene Menschen mit einem solchen Bruch weiterleben können bzw. wie sie ihren Alltag aus eigener Initiative oder mit der Hilfe von Beraterinnen oder anderen Fachleuten neu ausrichten können.

Im Anschluss an diese Einleitung folgen zunächst ein Kurzglossar zum Thema »kritische Lebensereignisse« sowie die Ergebnisse einer Telefonbefragung zum Thema »Junge Paare und Familien – eine Untersuchung zur Situation partnerschaftlichen Lebens«, die den Rahmen bilden für die Ausgangsfrage »Biegen oder brechen«. Ein zusammenfassender Leitfaden für Möglichkeiten der Hilfestellung findet sich am Ende der Einleitung. Der Hauptteil des Buches geht dann der Frage nach: »Was war wirksam bei der Bewältigung von kritischen Ereignissen?« und beantwortet diese anhand von Fallgeschichten und Kommentaren. In einem gesonderten Abschnitt berichte ich, wie ich mit Menschen umgehe, die mir kritische Lebenserfahrungen schildern, und welcher Art die Hilfsangebote sein können. Die zentrale Frage ist dabei, wie Beraterinnen und Berater persönlich mit kritischen Erfahrungen umgehen. Am Schluss des Buches findet sich ein Leitfaden, der die Hilfestellungen für die Betroffenen zusammenfasst.

Kurzglossar zum Thema »kritische Lebensereignisse«

a) »Kritische Lebensereignisse« sind Lebenssituationen, die von kritischen Vorkommnissen beeinträchtigt werden, welche häufig längere Belastungen mit sich bringen.
b) Die Auseinandersetzung mit »kritischen Lebensereignissen« ist abhängig von den zur Verfügung stehenden Hilfsmitteln bzw.

Ressourcen, die den Umgang mit den entsprechenden Krisen positiv oder negativ beeinflussen.

c) Der Ausdruck »Biegen statt brechen« lehnt sich an unsere Erfahrung an, dass Menschen im Umgang mit alltäglichen Krisen oft auf erlernte oder angeborene Ressourcen zurückgreifen und damit eine gute Bewältigung ihrer Lasten ermöglichen. Das heißt, dass kritische Erfahrungen Menschen *nicht* a priori brechen, sondern dass es Möglichkeiten zum guten Umgang damit gibt.
d) Nötige Veränderungen im Alltag und im Umfeld betroffener Menschen können kraftvoll zur guten Bewältigung von Krisen beitragen.
e) Dabei haben Betroffene selber gute Möglichkeiten, ihr Leben zu gestalten und sich durch Professionelle unterstützen zu lassen.

Forschungsprojekt »Biegen statt brechen« – Ergebnisse einer Telefonbefragung

Das Forschungsprojekt »Biegen statt brechen« wurde im Rahmen einer Arbeitsgruppe des Ausbildungsinstitutes in Meilen/Zürich gestaltet. Dargestellt werden hier die Ergebnisse einer telefonischen Befragung zum Thema »Junge Paare und Familien. Eine Untersuchung zur Situation partnerschaftlichen Lebens«. Dieser Fokus umfasst einige Regionen in Süddeutschland (vor allem Baden-Württemberg), Vorarlberg und die deutschsprachige Schweiz. Die Auswahl der Befragten erfolgte aufgrund eines im Forschungsteam vorbereiteten Fragebogens zu den »kritischen Lebensereignissen« im Leben junger Paare und Familien. In der folgenden Zusammenfassung finden sich die wichtigsten Themen der Befragten sowie einige Ergebnisse unserer Fragen dazu.

Unser Thema »Biegen statt brechen« bezieht sich auf die zentrale Frage, wie Menschen es schaffen, mit wichtigen Lebensereignissen so umzugehen, dass sie davon zwar bewegt werden – wie Bäume im Sturm – aber nicht daran zerbrechen. Der Dichter Carl Spitteler sagt in seinem Gedicht »Das Herz« zu diesen Bedingungen: »Was tut das Feuer in der Not? / Es sprüht! / Was tut der Baum, den man vergisst? / Er blüht!«

1. *Eindrücke zu den Antworten auf unsere Fragen*
   - Die Ergebnisse zeigen eine Mischung von Tradition und Moderne bei Dominanz traditionaler Orientierungs- und Handlungsmuster.
   - Die Orientierung auf das Wir ist *das* Thema der Frauen.
   - Dauerhaftigkeit, Verbindlichkeit und Treue werden von allen, die berichten, hoch bewertet.
   - Die Ehe ist nach wie vor die wichtigste Organisationsform von Partnerschaft.
   - Der sogenannte Individualismus bildet sich in den Ergebnissen *nicht* ab und erweist sich damit als Medienkonstrukt (bzw. als soziologisches Konstrukt).

2. *Soziodemographie: Paare in unserer Zeit*
   - Die befragten Paare sind zum Teil verheiratet (zwischen 54 % und 61 %).
   - Die Paare führen mehrheitlich einen gemeinsamen Haushalt (zwischen 74 % und 82 %).
   - Mehrheitlich ist die Partnerschaft über fünf Jahre alt.
   - Die Altersdifferenz zwischen den Paaren entspricht dem hergebrachten Muster: 73 % der Frauen haben ältere Männer, aber nur 22 % der Männer haben ältere Frauen, gleichaltrig sind die Paare zwischen 13 % und 18 %.

3. *Partnerschaft als Ort emotionaler Stabilität*
   Drei Hauptdimensionen von Partnerschaften werden berichtet:
   - Beständigkeit (treu sein/zusammen bleiben/keine Geheimnisse voreinander haben),
   - gemeinsame Entfaltung (sich nicht abkapseln),
   - Berufsorientierung (beruflich vorankommen).

4. *Treue*
   Bei um die 70 % der Befragten ist Treue ein zentraler Wert: Je jünger, desto mehr. Es gilt aber auch: Wenn keine Kinder da sind, steigt die Bedeutung von Treue an. Daraus lässt sich schließen: Je weniger die Paarbeziehung konsolidiert ist, desto mehr ist Treue ein Thema. Je länger die Paarbeziehung dauert, vor allem wenn Kinder da sind, desto frageloser ist das Thema Treue.

»Freie Liebe« wird nur von einer Minderheit akzeptiert, und (auch einmalige) Seitensprünge sind für mehr als die Hälfte der Befragten ein Problem.

5. *Bedeutung von Kindern für die Partnerschaft*
   Unsere Auswertung zeigt eine grundsätzlich positive Einstellung zu Kindern und eine klare Trennung zwischen den Verheirateten und den Ledigen. Offen bleibt dann, warum es so wenige Kinder gibt.

6. *Geschlechtsrollenorientierung junger Paare*
   In diesem Abschnitt finden wir die erstaunlichsten Ergebnisse der gesamten Umfrage. Während die Einstellungen zu Ehe und Familie Ideale von Bezogenheit *und* Individuation aufweisen, ist die Alltagsbewältigung bei Paaren und Familien durch eine klare Rollenteilung von Mann und Frau gekennzeichnet, mit dem Ergebnis, dass die Hauptlasten bei den Frauen liegen.

7. *Partnerschaft und Beruf*
   Dieser Teil der Befragten hat das Ergebnis zutage gefördert, dass einerseits die Auffassung vertreten wird, dass Frauen beruflich ihren eigenen Bereich haben sollen, während andererseits daran festgehalten wird, dass Frauen ihre traditionellen Aufgaben innerhalb der Familie wahrnehmen sollen. Dieser Widerspruch macht vielen Paaren zu schaffen.

8. *Familienperspektiven im Wandel*
   Die Vorstellungen, was für Werte von Männern und Frauen vertreten werden in Bezug auf Familien, ändern sich laufend. Der sogenannte Modernisierungsprozess in der westlichen Welt beeinflusst die Familienperspektiven.

Auch wenn wir das Thema der Familienperspektive nicht ins Zentrum gestellt haben, spielte es stets in unsere Befragung mit hinein – besonders bei den folgenden Schwerpunkten:

9. *Beziehungen zur Herkunftsfamilie und den Schwiegereltern*
   Auf die Frage, inwieweit ein neues Paar sich von seiner Herkunftsfamilie lösen kann oder wie weit die Kontakte zur Ursprungsfamilie noch reichen, antworteten die meisten Befragten

(über 80 %), dass sich die Eltern generell aus der Partnerschaft heraushalten.

Immerhin berichtet gut ein Drittel der Befragten aus den Ländern Deutschland, Österreich und Schweiz, dass sich ihre Eltern mehr Kontakt zu ihnen und dem Partner wünschen, diesen aber ganz offensichtlich nicht gewährt bekommen. Nur knapp 5 % berichten von einem Abbruch der Beziehungen zu den eigenen Eltern. Ohne Eltern stehen ebenfalls nur wenige der Befragten da.

10. *Finanzielle Unterstützung*
Die Befragten aus der Schweiz berichten nur zu knapp einem Drittel von einer direkten finanziellen Unterstützung durch die eigenen Eltern (31 %), wohingegen in Deutschland in nahezu jeder zweiten Partnerschaft ein finanzieller elterlicher Einfluss wirksam wird (48 %).

a) Hochzeit: Während in der Schweiz knapp zwei Drittel der Paare ihre Hochzeit selbst finanzieren, trifft dies in Baden-Württemberg auf weniger als die Hälfte der Paare zu und in Vorarlberg nur auf knapp ein Drittel.

b) Heiligabend: Dies ist immer noch ein Fest, und vor allem eines der Familie. Fast die Hälfte der Paare in der Schweiz und über die Hälfte der Paare in Baden-Württemberg und Vorarlberg feiern Weihnachten in der eigenen oder in der Herkunftsfamilie. Eine verschwindende Minderheit feiert Weihnachten überhaupt nicht (um die 3 %). Und nur ca. 10 % der Partner gehen, wenn sie Weihnachten feiern, ihre eigenen Wege.

Leitfaden zu »Biegen statt brechen«

Mit dem Leitfaden wenden wir uns wieder dem Thema unserer Befragung zu. Unsere Frage lautet: Was ist wirksam bei der Bewältigung von Krisen, und wie sollte vorgegangen werden?

1. Einbeziehen von Menschen (Angehörigen), die das Thema und die betroffenen Menschen kennen und erforschen.
2. Erweiterung unserer Sichtweise auf die ganze Gruppe der Beteiligten sowie auf alle Professionellen, die das Thema kennen.

3. Erkunden, wie die Betroffenen mit kritischen Ereignissen in ihrem Leben bisher umgegangen sind, und mit welchem Erfolg.
4. Deren Erfahrungen mit Reaktionen auf die Positionen und Vorgehensweisen der Berater.
5. Exkurs in relevante theoretische Konzepte wie z.B. »Biegen statt brechen« oder Resilienz.

Das Resilienzkonzept

Forschung, Erfahrungen, Anwendungsmöglichkeiten

Nicht nur Material, auch Menschen können lernen, sich unter äußerem Druck zu biegen, statt daran zu zerbrechen. Das nennen wir Resilienz. Resilienz ist ein wichtiges psychologisches Konzept, das sich gegen die übliche Orientierung an dem, was ein Mensch nicht kann, wendet. Beim Konzept »Biegen statt brechen« geht es darum, wie Menschen trotz schwerer Verluste und Beeinträchtigungen gut leben, und was man daraus lernen kann. Zwei Fragen stellen wir uns dazu: Warum ist dieses Thema wichtig? Und: Was ist dabei anders, als wenn man einfach von Ressourcenorientierung im Leben und in der Beratung redet?

Es gibt folgende Erklärungen zum Warum:

- Das Thema »Resilienz – Gedeihen trotz widriger Umstände«, also der Umgang mit eigenen und professionellen *Grenzen*, wird immer mehr zu einem persönlichen und einem beruflichen Anliegen. Es gibt Gründe für diese Entwicklung im eigenen Leben und im Feld der Psychotherapie, das sich nicht entlang von menschlichen Defiziten entwickelt, sondern offen ist für Fragen, wie Menschen mit Grenzen umgehen.
- Gedeihen trotz widriger Umstände schließt in einer Welt, die auf effiziente Lösungen von Problemen ausgerichtet ist, zusätzliche wichtige Aspekte ein, zum Beispiel den Umgang mit unklaren Diagnosen oder mit Problemen, die bei aller Anstrengung nicht gelöst werden können, wie zum Beispiel Krankheit, Sterben und Tod.
- Angehörige beratender Professionen fühlen sich manchmal überfordert, wenn sie mit Menschen zu tun haben, die bei allem guten Willen keine passenden Lösungen finden. Das Thema »Grenzen der Machbarkeit« betrifft nicht nur Individuen, sondern auch Projektgruppen im Gemeinwesen.

Das Interesse an einem psychologischen Thema hat meist auch mit der persönlichen Geschichte des Menschen zu tun, der sich von einem

Thema angezogen fühlt. Ich fragte mich also: Wieso ist das Thema Resilienz wichtig für mich? Was in meinem Leben hat dazu beigetragen, dass ich mich mit diesem Thema wissenschaftlich und alltagspraktisch befasse, und dass ich meinem ehemaligen Arbeitsteam die Anregung gegeben habe, im Jahr 2005 in Zürich einen internationalen Kongress mit dem Titel »Resilienz – Gedeihen trotz widriger Umstände« zu planen?

Schon lange hat mich die Tendenz im systemtherapeutischen Feld irritiert, dass der allgemeine Trend in der amerikanischen Lebenswelt, das Leben freundlich bis süßlich darzustellen, hierzulande fraglos auf die sogenannt systemischen Konstrukte übertragen worden ist. Wer sich mit diesem Trend befassen will, schaue sich den Film »Little Miss Sunshine« an, eine Farce auf die amerikanische Tendenz, kleine Mädchen zu Schönheitsköniginnen heranzuziehen, sowie auf den Preis, den die Mädchen für diese Farce bezahlen. Mit der »gnadenlosen Ressourcenorientierung«, wie eine Kollegin diesen Trend kritiklos für die Therapie propagiert, wird die amerikanische Farce auf europäische Verhältnisse übertragen.

In diese künstliche Welt ist, nicht zuletzt dank unseres Kongresses, das Thema »Resilienz – Gedeihen trotz widriger Umstände« machtvoll eingebrochen. Es geht hierbei um sozialwissenschaftlich belegte Zugänge zum Leben. *Die Frage ist, was Menschen trotz widriger Umstände befähigt, auch bei großen Belastungen sich zu biegen, statt zu zerbrechen.* Untersuchungen zu Resilienz sind von vielen Forschern gemacht worden. Einen wichtigen Beitrag verdanken wir Emmy Werner, einer ursprünglich deutschen Sozialwissenschafterin, die an der Universität von California in Berkeley lehrt. Durch sie haben wir das Konzept Resilienz kennengelernt. Die Vorbereitungen zum Kongress in Zürich schlossen neben Lektüre auch Reisen nach San Francisco und zu der fünf Flugstunden davon entfernten Insel Kauai im hawaiischen Archipel ein. Auf dieser Insel hat Emmy Werner im Jahr 1955 rund 700 Kinder für eine Langzeitstudie rekrutiert, welche sie dann 40 Jahre lang mit einer Kollegin begleitet und beobachtet hat.

Eine Besonderheit auf dieser abgelegenen Pazifikinsel – inzwischen ein Ferienparadies – ist, dass nicht nur die untersuchten Kinder, trotz zum Teil widriger Umstände, in großer Armut relativ gut gedeihen konnten, sondern dass auch Hunderte von Hühnern und Hähnen, welche bei einem Hurrikan auf der Insel aus ihren Käfigen flüchteten, überlebt haben. Wenn man heute im Regenwald von Kauai wandert, hört man rundum Hähne krähen und Hühner gackern. Die Tiere leben ohne menschliche Unterstützung in der Wildnis, und sie gedeihen.

Studien zu Resilienz gibt es mittlerweile an vielen Orten. Über die Orientierung an sogenannten Ressourcen hinaus, welche im Feld vieler systemischer Konzepte immer noch als *die* große Neuheit angepriesen wird, ist aufgrund praktischer Untersuchungen deutlich geworden, dass auch Blicke in den Abgrund zum Verständnis vielfältiger Lebenswelten gehören. Nicht nur, was in Therapien gesehen werden muss, sondern auch Blicke in die Abgründe des Lebens! Wer diese Abgründe verleugnet, weil sie angeblich nicht zur systemischen Orientierung passen, lebt gefährlich und kann selbst hineinrutschen.

Seit unserem Kongress im Jahr 2005 wird der Begriff Resilienz von Professionellen auf dem Gebiet der Psychologie und Psychotherapie in Vorträgen und Workshops als Neuheit dargestellt. Leider sind die Präsentierenden fast immer Leute, die das Konzept nicht selbst entwickelt haben. Es empfiehlt sich deshalb, bei der Wahl von Fachleuten darauf zu achten, dass diese durch ihre Forschung und Entwicklung einen eigenen unverwechselbaren Beitrag zum Konzept leisten.

Quellen von Unterstützung finden

Wir wollen die Quellen finden, welche einen Menschen darin unterstützen, sich trotz widriger Umstände zu entwickeln und vielleicht sogar an den widrigen Umständen zu gedeihen. Dass diese Quellen sich meistens im weiteren und nicht nur im unmittelbaren Umfeld eines Menschen finden, verführt dazu, sie zu übersehen. In der systemischen Familientherapie ist es üblich, sich auf die naheliegenden familialen Unterstützungsquellen zu konzentrieren. Wichtig ist aber, daran zu denken, dass über die Familie hinaus sowohl Ressourcen als auch Stressoren im Leben eines Menschen zu finden sind.

Quellen von Unterstützung zeigen sich oft nicht auf den ersten Blick. Sie lassen sich aber finden, wenn wir genau beobachten und vielleicht nachfragen, wie Menschen mit den Widrigkeiten ihres Alltags umgehen, und wer oder was sie dabei unterstützt. Die Annahme, dass die wichtigsten Unterstützungsquellen in der Herkunftsfamilie liegen, ist oft falsch.

Langzeitforschung als Basis von Resilienzkonzepten

Die erwähnte Sozialwissenschaftlerin Emmy E. Werner, die den größten Teil ihres Erwachsenenlebens in den USA gearbeitet hat, zeigt uns wichtige, aber oft vernachlässigte Aspekte des Resilienzkonzeptes auf. Dank Werners Langzeitforschung wissen wir, unter was für Bedingungen Menschen die Kraft entwickeln, Widrigkeiten in ihrem Alltag zu begegnen und ihnen Alternativen entgegenzusetzen. Frau Werner hat mit Kolleginnen während 40 Jahren eine Gruppe von Menschen begleitet, die alle im Jahr 1955 auf der Insel Kauai im hawaiischen Archipel geboren wurden und meistens in sozial deprivierten Verhältnissen lebten. Werners Probanden, die im Erwachsenenalter trotz widriger Bedingungen ihr Leben fast immer erfolgreich gestalten konnten, hatten als Jugendliche auf stützende Ressourcen im Umfeld vertraut, die ihre Kompetenzen und ihre Selbstwirksamkeit steigerten, was in der Folge die Zahl der belastenden Lebensereignisse verringerte und ihnen neue Möglichkeiten eröffnete. Dass diese Prozesse nicht ohne besondere Anstrengungen vonstattengingen, lässt sich anhand von zahlreichen Einzelfällen aufzeigen (Werner 2006). Zu den vernachlässigten Aspekten des Resilienzkonzeptes bemerkt Emmy E. Werner (2006, S. 37):

> »Erstaunlicherweise wird in den meisten Untersuchungen, die sich mit dem Phänomen Resilienz befassen, übersehen, wie wichtig der *gesundheitliche Zustand* eines Menschen ist. Offenbar zeichnet sich jetzt ein neuer Forschungsansatz ab, bei dem man der Frage nachgeht, welche Rolle biologische Faktoren als Moderatorvariablen bei der kindlichen Anfälligkeit für Belastung spielen.«

Dass Anlage und Umwelt ständig im Wechselspiel sind, wird auch durch die Resilienzforschung belegt (allgemein zum Thema Resilienz: Welter-Enderlin u. Hildenbrand 2006; Werner a. Smith 1992).

Schutz- und Risikofaktoren und Resilienz

Zur Frage der Schutzfaktoren – also der Kraft, die Mut macht – hat Emmy Werner gefunden, dass gute Entwicklungen trotz großer Belastungen möglich sind. Werner wollte wissen, ob die »Risikokinder« in der von ihr untersuchten Gruppe eine Chance hatten, aus dem familialen Teufelskreis auszubrechen. Zu ihrem Erstaunen war ein Drittel ihrer Probanden fähig, selbst bei größtem Druck *nicht* zu zerbrechen, sondern Tritt zu fassen im Leben. Ein zweites Drittel erholte sich und entwickelte sich gut, und nur rund 70 Personen, also ein Zehntel aller Probanden, zeigte Verhaltensauffälligkeiten. Von denen, die ihr Leben trotz Widrigkeiten meisterten, sagte eine Frau: »Ich habe einen Kern tief in mir drinnen, der allen Schicksalsschlägen unversehrt widerstand.« Der Mut, klare Schnitte zu machen, gehört ebenfalls zum Verhaltensrepertoire resilienter Menschen. Auch frühes Lernen, dass ein Mensch Einflussmöglichkeiten hat im Leben und Risiken wahrnehmen kann, zum Beispiel in der Auseinandersetzung mit anderen Menschen, bietet eine Voraussetzung für Resilienz.

Zu den Schutzfaktoren für Resilienz gehören:

- positive Lebensmodelle (Vorbilder),
- Entwicklung von guten Beziehungen zu Vertrauenspersonen,
- Entwicklung von Eigenverantwortlichkeit,
- Beziehungen, die auf Gegenseitigkeit angelegt sind,
- Glaube an die eigene Kraft, der es ermöglicht, Schwierigkeiten anzupacken, Überwindung der Tendenz, sich als Opfer zu fühlen,
- Entwurf realistischer Ziele im Rahmen einer Langzeitperspektive, gut für sich selbst zu sorgen,
- mit Mut auf belastende Lebensereignisse zu reagieren.

Es wäre vermessen, von *allen* Menschen zu erwarten, dass sie sich widrigen Ereignissen selbstverständlich stellen. Die Forschung zeigt, dass auch in unserer Kultur Unterschiede in der Bewältigung schwieriger Lebensumstände bestehen. Neben den bereits erwähnten persönlichen Merkmalen spielen soziale Umstände eine wichtige Rolle.

Der Sozialwissenschafter Friedrich Lösel (Lösel u. Bender 1999) hat in einer Studie mit 166 Heimkindern festgestellt: 66 von 166 Probanden haben sich deutlich positiver entwickelt als die anderen. Ihre individuellen *Schutzfaktoren* können wie folgt zusammengefasst werden: Sie entwickelten »Puffer« gegen schwierige Lebensumstände und konnten daran lernen, das Beste aus ihren Schwierigkeiten zu machen.

Das Wechselspiel zwischen Risiko und Resilienz (Walsh 1996) bezieht sich darauf, dass schwere Krisen sich nicht nur auf Einzelne, sondern auf die Familie insgesamt auswirken. Familiale Schlüsselprozesse wiederum vermitteln Anpassung an eine Situation aller Familienmitglieder, wobei diese Prozesse das Familiensystem schließlich befähigen, sich von Krisen zu erholen.

Zugangsweisen in der Beratung

Das zentrale Thema der Beratung ist, wie Menschen das Vorgegebene zu dem ihnen Aufgegebenen machen. Die Wechselwirkung zwischen den beiden Aspekten hilft in der Beratung, das Geschehene ernst zu nehmen, ohne es zu dramatisieren. Die Forschung (z.B. Radebold 2004) geht der Frage nach, wie sich die Traumatisierungen durch den Zweiten Weltkrieg auf die Generation der deutschen Jahrgänge von 1929 bis 1945 auswirkten. Auf »Reisen in die verlorenen Welten« geht es bei Radebold um Gewalt, welche als Kriegstraumata mit der Erfahrung fehlender Väter die Biographien jener Jahrgänge beschädigt hat und den jungen Männern die Aufgabe zuwies, anstelle der Väter eine Verantwortung zu übernehmen, für die sie nicht ausgerüstet waren (Parentifizierung). Der a-historische Trend, dem diese jungen Männer ausgeliefert waren, zeigt sich darin, dass sie für ihre Verletzungen kaum eine Stimme fanden.

Im Folgenden möchte ich meine persönliche Motivation zur Aufnahme des Resilienzthemas in die Beratung kurz darlegen:

1. Ich habe Zweifel an der fraglosen »Ressourcenorientierung«, mit der seit den 90er Jahren das systemisch-familientherapeutische Therapiemodell vertreten wird.
2. Nach meinem Menschenbild gehört zur Ressourcenorientierung auch der Blick in die *Abgründe* des menschlichen Lebens. Ressourcen *und* Stressoren sind Aspekte der gleichen Wirklichkeit.
3. Beraterinnen und Beratern empfehle ich einen offenen Blick auf die jeweilige Wirklichkeit betroffener Menschen. Die Doppelperspektive von Stressoren und Ressourcen passt zum Konzept Gedeihen trotz widriger Umstände. Es gibt dazu eine Schlüsselgeschichte aus meiner Kindheit, mit der ich diese

Haltung illustrieren möchte: die Bergwanderung am »Großen Mythen«. Es handelt sich um einen nicht ganz ungefährlichen, steilen Weg, auf dem die Eltern uns vier Kinder zum Gipfel des Großen Mythen führten. Unserer »Sicherheit« diente ein Wäscheseil, das uns um die Bäuche gebunden wurde. Aber eigentlich lernten wir beim Auf- und Abstieg vor allem eines: sorgfältig auf die schützenden Faktoren in uns selbst zu achten. Das bedeutete, mit Wachsamkeit auf jeden Schritt zu achten und vor allem, den Weg und den Horizont nicht aus den Augen zu verlieren. Und trotz Angst uns selbst zu vertrauen.

4. Resilienz kann nur als *Prozess* verstanden werden und keinesfalls als Eigenschaft. Der Begriff meint also *nicht* ein neues theoretisches Konzept, sondern vermittelt ein Menschenbild, das Wege in unbekanntes Land öffnet und Mut macht zu Sorgfalt und Wachheit.
5. Lebensthemen erschließen sich häufig durch das Erzählen von Geschichten. Wir müssen dazu darauf achten, was und wie erzählt wird, und wie die Zuhörenden darauf eingehen. Brigitta, die im nachfolgenden Bericht von ihrer Scheidung sowie ihrer Erkrankung an Brustkrebs und der Amputation beider Brüste erzählt, berichtet »wie nebenbei«, wer und was ihr in ihrer Bedrängnis geholfen hat, und wie ihre Patin sie tröstlich an ihre jüdische Geschichte als Überlebende erinnert hat. Brigitta hat, wie viele andere, die hier erzählen, schwere Einbrüche im Zusammenhang mit ihrer Krankheit erlebt – und hat dennoch den Mut aufgebracht, zu erzählen, wie sie die Einbrüche in ihrer Biographie bewältigen und schließlich zum Guten wenden konnte.

Zum Begriff Resilienz

Resilienz hat mit der Fähigkeit zu tun, sich von Schwierigkeiten zwar beeinträchtigen, aber nicht zerstören zu lassen. Die Fähigkeit, sich zu biegen, ohne zu zerbrechen, ist das Wesentliche dabei. Allerdings weiß ich im Voraus nie, wer an Schwierigkeiten »gedeiht« und wer nicht. Und ich weiß auch nie, was für Kräfte im Leben es braucht, damit Gedeihen möglich wird. Ich weiß nur, dass diese Fähigkeit ein Geheimnis ist, und dass wir nicht damit rechnen können, dass jeder Mensch sie hat.

Gedeihen trotz widriger Umstände bedeutet auch, den Umgang mit den Grenzen in uns selber und in unserer Lebenswelt zu erkennen. Wie professionelles Helfen bei allen Erfahrungen von Hilflosigkeit im Einzelfall möglich ist, erlebe ich als Geheimnis, das mir meine Grenzen deutlich macht. Gedeihen trotz widriger Umstände bedeutet im Umgang mit den vielen schwierigen Geschichten, die hier erzählt werden, offenzubleiben für hoffnungsvolle Zwischentöne. Gedeihen trotz widriger Umstände schließt in einer Welt voller »effizienter Lösungen« immer auch ein, dass wir eigene Grenzen erkennen: zum Beispiel den Umgang mit unklaren Diagnosen oder mit Problemen, die bei aller Anstrengung nicht gelöst werden können. Dazu gehören auch Krankheiten und Tod. In meinem Leben muss ich zum Beispiel mit den Folgen eines Unfalls zurechtkommen, die einschneidend sind, sowie mit dem Ärger, dass diese Folgen auch mit unsorgfältiger medizinischer Behandlung zu tun haben.

Eine ähnliche Erfahrung machen viele Menschen, oft ohne dass sie eine passende Erklärung dafür zu haben.

Grundlagen dieses Berichtes

Die Auseinandersetzung mit der Frage, wie Menschen schwierige Ereignisse meistern, die sich im Lauf ihres Lebens ereignen, ist beeindruckend. Sie hat mich dazu bewegt, mich dem Thema Resilienz, Gedeihen trotz widriger Umstände, zu nähern. Während des erwähnten Kongresses, der in den Räumen der Eidgenössischen Technischen Hochschule in Zürich stattfand, kamen zwei erfahren wirkende Studenten der Baukunde zu mir und baten mich, an einer »Resilienzvorlesung« teilnehmen zu dürfen. Da wir den Resilienzbegriff auf Stress im menschlichen Leben und nicht in der Materialkunde beziehen, riet ich ihnen freundlich von einer Teilnahme ab. Vielleicht wäre ich in der Zwischenzeit selbstsicherer und großzügiger!

Für das vorliegende Buch habe ich elf Menschen und ihre Angehörigen angeschrieben und sie gebeten, mir zu berichten, was für schmerzliche Erfahrungen sie in den letzten Jahren gemacht, wie sie darauf reagiert haben, und was für Reaktionen sie als hilfreich oder hinderlich erlebt haben. Die Auswahl der Befragten geschah nach dem Zufallsprinzip. Einige von ihnen kenne ich aus Kontexten wie Beratung oder Unterricht. Andere gehören zum Freundes- oder Bekanntenkreis meiner Familie, und ich habe sie in den letzten Jahren ab und zu getroffen. Die meisten Befragten kenne ich nicht persönlich.

Folgenden Fragebogen habe ich an sie verschickt:

Projekt »Biegen statt brechen«

Sehr geehrte, liebe Frau .... / Herr ....

Ich habe Sie angefragt um Mitarbeit bei einem Projekt zum Thema

»Biegen statt brechen«.

Heute möchte ich aufgrund bisheriger Erfahrungen folgende Fragen zur Beantwortung an Sie stellen:

Persönliche Angaben
Mein Name, Alter und Beruf sowie andere an meinen kritischen Erfahrungen beteiligten Personen:

Name

Zivilstand

Alter

Beruf

Meine Erfahrungen mit »Biegen statt Brechen« im Umgang mit kritischen bzw. schmerzlichen Erfahrungen (bitte Beschränkung auf 3–4 Schreibmaschinenseiten):

Die kritischen Ereignisse waren:

Was ist geschehen? Wann? Mit welchen Konsequenzen für mich?

Wie habe ich darauf reagiert?

Was und wer hat mir den Vorgang mit den kritischen Ereignissen und ihren Folgen

- einigermaßen erleichtert?
- einigermaßen erschwert?

Wie hilfreich oder nicht hilfreich habe ich professionelle Helfer/innen erlebt (Ärzt/innen, Psychotherapeut/innen, Paraprofessionelle, Physiotherapie, etc.)?

Wie erlebte ich meine Öffnung (»Geschichten erzählen«) gegenüber anderen, z.B.

- Familie?
- Freund/innen?
- Nachbar/innen?
- Kolleg/innen?

Wie haben Institutionen wie Krankenkasse, Polizei, Unfallversicherung, Spital, Arbeitsplatz etc. auf meine Erfahrungen und Anliegen reagiert?

Was hat mir in der Begegnung mit Institutionen beim Umgang mit den erwähnten kritischen Ereignissen

- geholfen?
- geschadet?

Empfehlungen an andere Betroffene

Was haben mich meine eigenen Erfahrungen gelehrt? Was empfehle ich anderen in ähnlicher Lage?

Die Namen der Antwortenden wurden so verändert, dass sie nicht erkannt werden können. Die von den Schreibenden verwendete Sprache und die Inhalte ihrer Geschichten sind aber bewusst unverändert geblieben. Mich hat übrigens sehr berührt, dass mir in ihren Berichten Dimensionen über die Antwortenden aufgegangen sind, die ich nicht gewusst, höchstens geahnt hatte.

Zu den Geschichtenerzählern

Bei den Erzählenden, die im Folgenden zu Worte kommen, setze ich voraus, dass ihnen das Erzählen und das Gehörtwerden Erleichterung verschafft haben. Die Erzählenden sind Menschen, die sich *nicht* als Patienten verstehen und auch kein Interesse an Beratung haben. Umso dankbarer bin ich, dass sie hier ihre Erfahrungen beschreiben. Bei der Auswahl der Erzählenden habe ich keine Annahmen gemacht, sondern kommen lassen, wer auf meinem Schreibtisch landete, und ich habe mich über die Vielfalt der erzählten Geschichten gefreut.

Spiritualität

Spiritualität ist kein bevorzugtes Thema von Beratung, besonders dann nicht, wenn Gedeihen sich auf spirituelle Dimensionen bezieht, die außerhalb des Alltags liegen (Walsh 1999, S. 28 ff.). Die Gründe für mein Interesse an Resilienz und Spiritualität sind vielseitig. In früheren Ausbildungen bin ich kaum auf Interesse bezüglich der Frage gestoßen, wie Resilienz, Spiritualität und Therapie miteinander verbunden sind. Ich habe nie verstanden, warum zum Beispiel Sigmund Freud sich gänzlich abgewendet hat von diesem Thema. Das Thema Spiritualität ist mir aber wichtig als Anleitung zum Umdenken (Lown 1996) und sollte meines Erachtens Lektüre für alle sein, die mit ihrer Arbeit Heilung anstreben. Ein Kollege von Lown schreibt: »Lowns Buch gehört zum Besten, was im Rahmen der aktuellen gesundheitspolitischen Debatte zum Thema Krankheit und Medizin zu lesen ist, ein Klassiker von Geburt.«

Als mein Mann mir zum Schluss der Arbeit am Manuskript ein Zitat aus dem dritten der Tagebücher von Anaïs Nin (1974, S. 20 f.) auf den Tisch legte, wusste ich, dass der mir wichtigste Mensch meine Botschaft verstanden hatte. Ich las:

> »Jean forderte mich in Saint-Tropez auf, schmerzliche Ereignisse und Erfahrungen, die mich bedrängen, nicht als tödlich oder entkräftend, sondern nur als Stürme anzusehen, die totes Laub wegtragen, ohne die Bäume zu zerstören«.

Einen besonders wertvollen Beitrag zum Thema dieses Buches hat Emmy Werner mit ihrer Untersuchung zur Frage geleistet, wie Kinder mit den Traumata des Zweiten Weltkrieges umgegangen sind. Ihr Buch *Through the Eyes of Innocents* (Werner 2000), das leider nur auf Englisch vorliegt, gibt Einblick in eine Welt, die viele von uns nicht oder nur am Rande erlebt haben. Ihr Kollege, Sir Michael Rutter, der diese Zeit aus eigener Erfahrung kennt, kommentiert:

> »Emmy Werner erzählt die Geschichten in der Sprache der Kinder, aber ihre freundliche Zuneigung wie auch ihre kommunikativen Fähigkeiten als Schreibende garantieren, dass das Ganze einen Zusammenhalt und eine Bedeutung hat, die weit über die Summe der Teile hinausreicht.«

Im Feld von systemischer Beratung und Therapie, dem ich mich zugehörig fühle, hat sich in den letzten zwei Jahrzehnten eine bemerkenswerte Entwicklung ergeben. Sie wird unter dem Stichwort Ressourcenorientierung zusammengefasst. Als jemand, der schon als Kind gelernt hat, dass zum Leben Fröhliches *und* Trauriges gehört, finde ich es seltsam, wenn nun plötzlich davon geredet wird, dass wir unsere Sichtweise selbst bestimmen, und dass es an uns liege, wenn wir nicht »ausschließlich« an Ressourcen orientiert sind, sondern die Nuancen zwischen hell und dunkel genau so mögen wie die Gegensätze von schwarz und weiß. Natürlich gehören Helles und Dunkles zusammen, und wir brauchen keine Vorschriften, die uns zwingen, nur das eine oder das andere ins Blickfeld zu nehmen.

Zu den Themen dieses Berichtes

In der Einleitung werde ich das Persönliche der eigenen Geschichte verbinden mit dem Persönlichen der Geschichten von Menschen, die meine Fragen beantwortet und sich dazu eigene Gedanken gemacht haben. In den Geschichten, die wir über uns erzählen, sind unsere *Lebensthemen* angelegt. Sie können erschlossen werden von uns selbst, wenn wir darauf achten, was und wie wir erzählen, und natürlich auch von denen, die uns zuhören. Um das Erzählen geht es hier in erster Linie. Ich habe keine präzisen Fragen im Stil traditioneller Sozialwissenschaften gestellt. Ich habe auch keine Fragen gestellt, die mit ja oder nein zu beantworten sind, weil sie Suggestionen enthalten zu dem, was ich hören will. Ich wollte offen sein für die Perspektiven der Erzählenden. Und natürlich habe ich bei der Auswahl der Erzählenden ein paar Annahmen gemacht: dass sie Schwierigkeiten kennen und gelernt haben, mit diesen so umzugehen, dass sie daran nicht zerbrechen – wenn vielleicht auch ohne das erhoffte »Gedeihen«. In dieser Hinsicht schwimme ich bewusst nicht im Mainstream der Orientierung am Positiven. Gedeihen trotz widriger Umstände ist mir wichtiger! Diejenigen, die hier erzählen, sind gewöhnliche Menschen in ihren Widersprüchen, genauso wie jene, von denen ich annehme, sie könnten dieses Buch lesen.

Die Themen, die hier auftauchen, sind:

- Umgang mit vielerlei Krankheiten und ihren Folgen (Multi-Problem-Situationen),
- sexuelle Übergriffe,
- Liebesverrat in langjährigen Beziehungen,
- chronische Krankheit und Tod einer jungen Frau und Mutter,
- Krebs und Stress und langjährige Therapien,
- eine problematische Biographie, und wie sie sich auf einen Erwachsenen auswirkte,
- Unfalltod eines jungen Mannes,
- Briefe schreiben als möglicher Umgang mit Verlust und Tod,
- Überleben heißt: sich nach der Sonne richten.

Jede Geschichte wird mit einer Perspektive von innen und einer von außen – durch teilnehmende Beobachtung – erzählt.

Außer auf die Geschichten von direkt Betroffenen werde ich mich auf einen Kurs zum Thema »Biegen statt brechen« beziehen, den ich zusammen mit meinem Mann in Zürich angeboten habe. Dabei wird auch deutlich werden, was wir von professionellen Helfern gelernt haben.

Zum Thema »Biegen statt brechen« wird manchmal gefragt: Was ist anders, wenn man nicht einfach von »systemischer Ressourcenorientierung« in der Beratung redet, sondern das Thema auf Biegen oder Brechen bzw. Resilienz von Betroffenen ausdehnt? Ich habe folgende Erklärungen dazu:

1. Das Thema Gedeihen trotz widriger Umstände wird immer mehr zu meinem persönlichen Anliegen. Es gibt in meinem Leben Gründe für diese Entwicklung, die ich bereits skizziert habe. Es gibt auch Gründe für das Thema in der Entwicklung von Beratung und Therapie, die sich entlang von Möglichkeiten bewegen, mit denen Menschen im Leben mit *Grenzen* umgehen. Diese Grenzen sind nicht zu verwechseln mit persönlichen Mängeln!

2. Gedeihen trotz widriger Umstände schließt in einer Welt, die auf die effiziente Lösung von Problemen ausgerichtet ist, zusätzliche wichtige Aspekte ein, zum Beispiel den Umgang mit unklaren Diagnosen oder mit Problemen, die nicht zur gängigen »Lösungsorientierung« passen (zum Beispiel unheilbare Krankheit, Sterben und Tod).
3. Angehörige beratender Professionen fühlen sich oft überfordert, wenn sie mit Menschen zu tun haben, die bei allem guten eigenen Willen und der Unterstützung von Angehörigen *keine* guten Lösungen finden. Das Thema »Grenzen von Machbarkeit« betrifft dabei nicht nur Einzelne, sondern auch Projektgruppen im Gemeinwesen.
4. Gedeihen trotz widriger Umstände (also Resilienz) ist nach meiner Erfahrung *kein* Lieblingsthema von Beratung, besonders wenn sich Beratung auf spirituelle Ressourcen bezieht (Walsh 1999, S. 28 ff.). Die Begründung für mein eigenes Interesse an dem Begriff Spiritualität ist verbunden mit meinem Interesse an Resilienz, also Gedeihen trotz widriger Umstände. Dass die Befragten den Begriff Spiritualität manchmal ablehnen, hat vermutlich Wurzeln in der Aufklärung, die mit der Entwicklung der Psychoanalyse verbunden war. Sigmund Freud zum Beispiel hat sich explizit vom Thema Spiritualität abgewendet, was sich heute noch zeigen kann bei Menschen, die Psychoanalyse beanspruchen.

Das folgende Konzept zu Resilienz hat mich bei meinen Fragen geleitet. In einem Interview erklärt Ursula Nuber, Redakteurin der Zeitschrift *Psychologie Heute,* im September 2005, was mit Resilienz gemeint ist:

»Gesundheitsexperten konzentrierten sich in der Vergangenheit fast ausschließlich auf die negativen Folgen von traumatischen Erlebnissen, schlimmen Kindheitserfahrungen und zerrütteten Familien. In den letzten zwei Jahrzehnten aber hat sich die Blickrichtung geändert. Immer mehr Studien belegen: Menschen sind keine Marionetten des Schicksals. Viele entwickeln sich positiv – trotz oder gerade wegen widriger Umstände.

Das Interesse der Resilienzforscher galt in den vergangenen Jahrzehnten im Wesentlichen drei Bereichen:

- Sie untersuchten, wie Kindern eine positive, gesunde Entwicklung möglich ist, obwohl sie mehrfach vorhandenen Risikofaktoren wie Armut, Vernachlässigung, Misshandlung oder alkoholkranken Eltern ausgesetzt waren.
- Sie gingen der Frage nach, warum Menschen unter anhaltenden extremen Stressbedingungen (zum Beispiel chronischer Krankheit) nicht »in die Knie gehen«.
- Und sie interessierten sich für das Phänomen, dass viele Menschen in der Lage sind, sich von traumatischen Erlebnissen (Gewalterfahrungen, Naturkatastrophen, Krankheit, Kriegserlebnissen, Tod eines nahestehenden Menschen) relativ gut zu erholen.

Zusammenschau

Unter Resilienz kann die Fähigkeit von Menschen verstanden werden, Krisen im Lebenszyklus unter Rückgriff auf persönliche und sozial vermittelte Ressourcen zu meistern und als Anlass für Entwicklung zu nutzen. Mit dem Konzept der Resilienz verwandt sind Konzepte wie Salutogenese, Coping und Autopoiese. Alle diese Konzepte fügen der Orientierung an Defiziten *alternative Sichtweisen* bei.

Es gibt vielerlei Definitionen des Begriffs, und es wäre banal, sich einzig auf einen Aspekt davon zu beschränken. Der Begriff Resilienz ist also kein Alltagsbegriff! Das habe ich in letzter Zeit bei vielen Gesprächen mit Fachleuten aus Psychologie, Sozialarbeit und Medizin erfahren.

Herausforderungen im Lauf des Lebens beziehen sich selten auf ein einmaliges Ereignis. Sie beziehen sich fast immer auf ein komplexes Set von wechselnden Bedingungen zwischen Vergangenheit, Gegenwart und Zukunft. Sie beziehen sich auch auf vielerlei Wege, wie ein Individuum oder eine Familie mit ihren Möglichkeiten von Anpassung oder Ablehnung von Herausforderungen und Stressoren umgeht. Eine Ansammlung von inneren und äußeren Belastungen, wie sie von etlichen Menschen berichtet werden, die auf meine Fragen geantwortet haben, kann ihre Fähigkeiten, mit Stress fertig zu werden, überstrapazieren. Statt sich unter Stress zu biegen, zerbrechen diese Menschen daran. In diesem Sinn macht die Frage, was zum Biegen oder Brechen menschlicher Systeme unter Stress beiträgt, durchaus

Sinn. Die folgenden Beispiele, welche mir Menschen aus vielerlei Lebensumständen erzählten, haben mir ihre Fülle an Bewältigungsmöglichkeiten deutlich gemacht.

Wirksamkeit von Beratung und Therapie

Beim sogenannten Meilener Konzept, das Bruno Hildenbrand und ich über Jahre anhand von Videoausschnitten aus Therapiegesprächen sowie Genogrammdarstellungen erarbeitet haben, gibt es für die Begegnung von Therapeut und Klienten die Begriffe des »allgemeinen und des fallverstehenden« Wissens. Im folgenden Schema für die Ausbildung in systemischer Therapie als Begegnung wird das Modell deutlich:

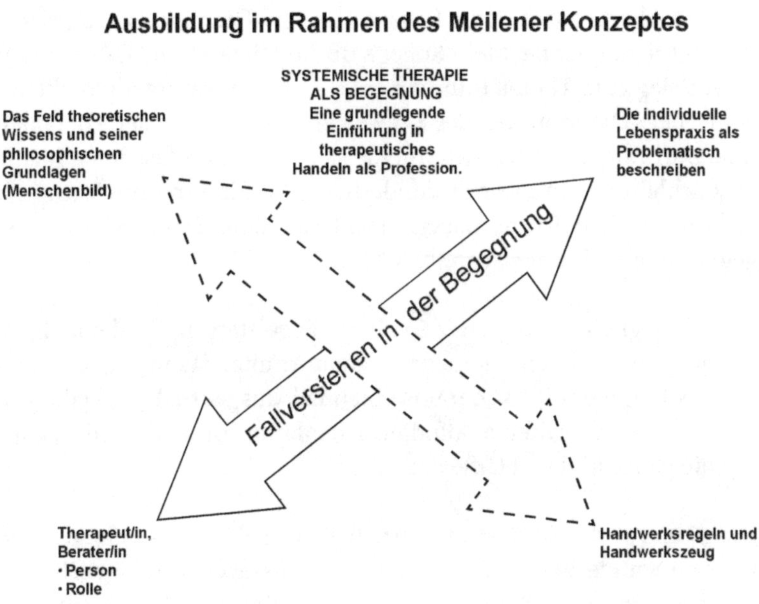

Abb. 1: Ausbildung im Rahmen des Meilener Konzeptes

Wir sind der Meinung, dass es immer beides braucht: das Verstehen eines einmaligen Falles und einer einmaligen Lebenspraxis, also die Froschperspektive, sowie die Vogelperspektive des allgemeinen Wissens, welche den Einzelfall in einen größeren Zusammenhang stellt.

Das Erschließen des Fallverstehens in der Begegnung geht weit über Sprache und Kognition hinaus. Darum helfen Fragetechniken, welche sich auf formal-logische Sprache beziehen, immer nur ein Stück weit. Therapeutische Fragen, die normiert und manchmal wie eine Gebetsmühle abgespult werden, stoßen an Grenzen, weil sie vieles, was non-verbal schon lange ausgedrückt wurde, nicht fassen. »Woran würden Sie merken, dass Ihr Problem gelöst ist?« Die vielen Fragen, die mit dem Wort »angenommen« beginnen – »Angenommen, das Wunder geschieht …« – können übrigens leicht Antworten erzeugen, welche ähnlich normiert ausfallen wie die gestellten Fragen.

Eine therapeutische Beziehung, also eine einmalige Begegnung von Menschen, die Hilfe suchen bzw. Hilfe anbieten, erschließt über vielerlei Kanäle, was wir über logisch-formale Sprache allein niemals erfassen können. Dazu sind die Person als Ganzheit sowie die Intuition von Therapeuten nötig. Das ist, was ich »Therapie von Angesicht zu Angesicht« nenne. Mein Kollege Bruno Hildenbrand hat mir zum Geburtstag zum Thema Intuition ein Büchlein zusammengestellt mit dem Titel »Die Stimmen des Schweigens in der Rede der Therapeutin«. Darin zitiert er Heinrich von Kleist, den Romantiker, den mir eine Deutschlehrerin mit seiner wunderbaren Verbindung von Vernunft, Gefühl und Verwirrung nahegebracht hat. Zum Schlüsselwort »Begegnung ohne Worte« schreibt Kleist:

> »Es liegt ein sonderbarer Quell der Begeisterung für denjenigen, der spricht, in einem menschlichen Antlitz, das ihm gegenübersteht; und ein Blick, der uns einen halbausgedrückten Gedanken schon als begriffen ankündigt, schenkt uns oft den Ausdruck für die ganze andere Hälfte desselben.«

Das Konzept der Begegnung über halbausgedrückte Gedanken eignet sich wunderbar für das allmähliche Verstehen von Menschen in Beratung, also von Einzelnen, Paaren, Familien oder Arbeitsgruppen. Der rationale Begriff des Auftrages oder der Auftragsklärung mag sich aus den halbausgedrückten Gedanken fast selbstverständlich ergeben, aber »Ich freue mich, dass Sie gekommen sind. Bitte erzählen Sie, wie das kommt, und wie ich Ihnen nützlich sein kann« erzeugt eine andere Farbe als die Frage: »Und was ist Ihr Auftrag an mich?« Auch die Art, wie eine Frau oder ein Mann sich auf meinem alten roten

Sofa niederlassen, wie einer sich einkuschelt und der andere vorne am Rand klebt, lassen mich weit besser ahnen, was die Hoffnungen, Verwirrungen und Ängste jedes Einzelnen von ihnen sein könnten, als alle fleißigen Fragen und fleißigen Antworten.

Was mir selber manchmal in Erstgesprächen zu schaffen macht, ist die Hoffnung der Anwesenden auf schnelle, schlüssige Erklärungen für ihre Wut oder Angespanntheit, selbst wenn wir uns noch kaum begegnet sind. »Experimente zeigen«, schreibt Jerome Frank (1992, S. 159 ff.) dazu, »dass Menschen, die physiologisch erregt sind, sich gedrängt fühlen, nach einem Grund zu suchen, und dass in der Emotion, die sie spüren, der Erregungszustand mit der Vermutung der Ursache verschmilzt«. Milton Erickson hat zum selben Thema geäußert, dass jeder Mensch Hypothesen über sich selbst brauche. In therapeutischen Begegnungen hat Erickson solche Hypothesen in Form von Geschichten oder Metaphern oder auch – besonders mit Kindern – als Spiel angeboten. Unsere zwei inzwischen erwachsenen Kinder reden noch immer davon, wie Milton ihnen bei unserem Besuch in Phoenix, Arizona, vor 25 Jahren durch seine Aufforderung, einen schweren Halbedelstein vom Gestell zu seinem Rollstuhl zu tragen – in Trance natürlich – die Botschaft von Stärke vermittelte. Erickson konnte Menschen kunstvoll und in vielen Sprachen Hypothesen über sich selbst vermitteln – oft indirekt, aber immer so, dass sie sich gemeint und gestärkt fühlten.

Widersprüche

Unser Beratungshandeln schließt immer eine Widersprüchlichkeit ein: Es geht einerseits um die ordnende Logik der Sprache, mit welcher wir Problemdefiniton, Klientenanliegen und Erklärungen zu einer kritischen Situation erfahren. Fragebögen zur persönlichen Einschätzung einer schwierigen Situation oder die gemeinsame Erstellung eines Genogramms oder Familienstammbaums können diesem *ordnenden* Anliegen dienen. Anderseits gehört der *chaotische* Aspekt von Verwirrung und Angst ebenso zur therapeutischen Begegnung, ohne den dieser Prozess ins Leere laufen kann. Jürgen Kriz (1997) hat in seinem Buch *Chaos, Angst und Ordnung* diese scheinbar widersprüchlichen Aspekte wunderbar zusammengefügt. Was uns als Therapeuten betrifft, geht es bei beidem, beim allgemeinen Wissen und beim Fallverstehen in der Begegnung, darum, Menschen über die Kanäle der Vernunft *und* der Gefühle einen Überblick über ihre Lage zu ermöglichen, den sie vermutlich verloren haben.

Affektive Rahmung des beraterischen Prozesses

Eine wichtige Erkenntnis, die uns in den letzten Jahren begleitet hat, ist die »affektive Rahmung therapeutischer Prozesse«, also das, was Anfänger oft besser leisten als alte Hasen. Zwar fragen wir uns hin und wieder selbst, ob der Begriff affektive Rahmung das trifft, was wir damit meinen, und vor allem, wie wir praktisch in der eigenen Tätigkeit und der Supervision damit umgehen. Dass die helfende Beziehung ein Hauptmerkmal wirksamer Therapie ist, wird von ganz unterschiedlichen Schulen festgestellt, wie der zitierte Jerome Frank aufgrund von vielen Studien bestätigt. Allerdings wird von einigen Autoren betont, dass es sich bei der therapeutischen Beziehung um ein »unspezifisches Merkmal« von Psychotherapie handle. Dass ich das selber, im Rahmen des systemischen Begegnungskonzepts, ganz anders sehe, ist logisch! Affektive Rahmung von Menschen ist nach meiner Meinung höchst spezifisch, anders lässt sie sich gar nicht machen. Das Lernen solcher Spezifität ist natürlich anstrengender als allgemeine, unspezifische Freundlichkeit, aber die Passung des affektiven Rahmens ist ein Merkmal wirksamer Therapie.

Geschichten

Geschichten sind eine wunderbare Möglichkeit, sich Menschen emotional anzuschließen, und zwar durch die Ermutigung zum Erzählen von Lebensgeschichten und Lebensereignissen, die wir dann im »Genogramm« festhalten. Der Dichter Peter Bichsel befasst sich seit Jahrzehnten mit der Bedeutung des Geschichtenerzählens. Eine Geschichte zu erzählen besänftige die Welt, schreibt er. Die Besänftigung durch das Erzählen und Gehörtwerden geht oft über das krampfhafte Suchen nach Lösungen hinaus. Das ist mir wohl beim folgenden Beispiel der Supervision von Thomas gut gelungen.

Self-Care/Selbst-Coaching: Der freundliche Umgang mit uns selbst als Professionellen

Zum Schluss dieses Kapitels eröffne ich noch kurz ein weites Feld mit der Frage, wie wir eigentlich mit uns selbst als professionelle

Therapeutinnen und Therapeuten umgehen. Es gibt da eine gewisse Gnadenlosigkeit, die ich bei Kolleginnen, Kollegen und Studierenden beobachte, und der ich manchmal selbst erliege. Ich habe diese Gnadenlosigkeit mit sich selbst – wie im folgenden Beispiel beschrieben – auch bei Thomas erlebt. Wenn aber, wie Studien zur therapeutischen und beraterischen Wirksamkeit zeigen (Frank 1992, S. 276 ff.), das wichtigste therapeutische Instrument die Offenheit und die Begeisterungsfähigkeit der Therapeutin oder des Therapeuten ist, kann Gnadenlosigkeit unter Kollegen und uns selbst gegenüber eine Katastrophe sein.

Damit meine ich nun wirklich nicht, dass unser Umgang mit Ärger über Klienten, Kollegen oder Studierende, die unsere klug geplanten Vorgehensweisen nicht so toll finden, keinen Platz haben dürfe. Die Frage ist nur, ob wir uns eine »Kultur von Misserfolgen« überhaupt leisten, oder ob wir fraglos davon ausgehen, dass wir unser eigenes Leben immer besser auf die Reihe bekommen müssen als unsere Klienten. Dass wir also sozusagen ewige Musterschülerinnen und Musterschüler bleiben aus Angst, sonst bestraft zu werden.

Ich meine, dass wir alle »Beichtväter oder Beichtmütter« brauchen, die uns mit Liebe und Toleranz begegnen und bei denen wir auch unsere weniger erfolgreichen Erfahrungen mit Klienten oder Studierenden erzählen dürfen, ohne Angst vor Missbrauch. Zur Lebenszufriedenheit von Therapeuten gehört nach meiner Ansicht auch, dass wir nicht nur oder nicht in erster Linie vermittels unseres Berufs, unserer Studierenden oder unserer Patienten leben. Dazu der bereits zitierte Jerome Frank: Es macht einen Unterschied, ob eine Therapeutin oder ein Therapeut »außerhalb der therapeutischen Beziehungen eine befriedigende Liebesbeziehung hat, oder ob er oder sie in Therapien den Wunsch hat sich zu verlieben bzw. Liebe zu finden«. Das Älterwerden schließt nach meiner Erfahrung solche Phantasien nicht aus. Für die Beschreibung der Bilder, die wir auslösen und für den Umgang mit Klientenreaktionen eignen sich die Begriffe von Übertragung und Gegenübertragung gut, selbst wenn sie nicht auf dem systemischen »Mist« gewachsen sind. Wer selber ein befriedigendes Privatleben pflegt, kann gelassen mit Liebesangeboten von Patienten umgehen und sich vielleicht sogar freuen, dass wir nicht als therapeutische Roboter wirken.

Fallgeschichten

Engpässe in Paarbeziehungen und in der Therapie

1. Paare in der Krise

Doris und Jakob, Johanna und Urs

Ich habe mich hier auf zwei Paare konzentriert, die sich in gewisser Weise ähnlich sind. Beide Frauen, Doris und Johanna, berichten von Engpässen in der Beziehung zu ihren Männern, denen sie aber unterschiedlich begegnet sind.

Doris wurde von ihrem gleichaltrigen Mann Jakob wegen einer wesentlich jüngeren Frau verlassen und musste sich der Frage stellen, ob sie um ihn kämpfen oder ihn ziehen lassen und ein eigenes Leben entwerfen solle, und wie sie sich der Verletzung seines unvermittelten Auszuges stellen wolle.

Johanna kam mit ihrem Mann Urs zu zwei Gesprächen, wobei für mich unklar blieb, ob ihr gemeinsamer Fokus die Entwicklung einer farbigeren Beziehung oder deren Abbruch sein sollte. Diese Frage war offensichtlich auch jene des Paares selber, das sich weder für die eine noch die andere Variante entscheiden konnte. Sie hielten verschiedene Möglichkeiten offen und betonten beide, dass das gemeinsame Wohnen in einem Haus, das sie selbst ausgebaut hatten, trotz schwindender Attraktivität der Paarbeziehung ihnen Schutz und Sicherheit biete. Johanna tat viel, um diese Perspektive hochzuhalten. Sie kam allein noch einige Male zur Beratung, bis für sie feststand, dass sie vorläufig den Status quo aufrechterhalten wollte und dass auch ihr Partner keine andere Möglichkeit sehe.

Nachdenken über Doris und Jakob, Johanna und Urs

Ich reflektiere hier aus der Perspektive der Beobachterin bzw. Beraterin. Das *Gemeinsame* der beiden Paare steht für mich mit der Frage »Biegen oder brechen?« im Zentrum, wobei ich ihre Geschichten unter dem Aspekt ihrer Verletzbarkeit, die offensichtlich geworden ist, zusammenfasse.

Eine Frage, die mich bei beiden Paaren beschäftigt, ist, wie Menschen sich einer gewissen Monotonie in der Paarbeziehung anpassen oder sie als Anlass zur Vertiefung der Beziehung nehmen, und was für eine Rolle dabei Beratung spielen kann. Es ist klar, in welcher Weise wir als Beratende selbst mit unseren Vorstellungen von einer guten

Paarbeziehung Einfluss nehmen auf die Art und Weise, wie Menschen mit Unsicherheiten und Engpässen im Lebenszyklus umgehen. Es gibt interessante Forschung zur Frage therapeutischer Engpässe, und ich fasse einige wesentliche Thesen daraus zusammen (Scheinkmann u. DeKoven Fishbane 2004):

1) Den *Sinn des Engpasses* verstehen, ihn mit der Paargeschichte vernetzen und als Vorbote von Wandel einschätzen, bedeutet, den Engpass zu dekonstruieren sowie die Schlüsseldynamik des Paares erkennen und zu mehr Reflexion einladen, statt Automatismen der negativen Art zuzulassen. Das heißt: *»Vom Teufelskreis zum Engelskreis führen«*. Diese Erkenntnis hilft mir, die Lebensthemen beider Partner im Genogramm zu erschließen und sie zu verstehen.
2) Dabei empfiehlt es sich, ein nützliches *»Team des Wandels«* aufzubauen mit Menschen, die dem Paar mit mehrparteilicher Parteilichkeit begegnen, anstelle von steriler Neutralität oder heftiger Parteilichkeit.
3) *»Sicherheit schaffen«:* Eine Überzeugung von Hoffnung anbieten, zum Beispiel in der Beratung. Aufgabe der Beratung ist es, als *Go-between* zwischen den Partnern zu handeln und jedem das Gefühl geben, gehört und verstanden zu werden. Beratung heißt: Mediation, die jedem Partner ermöglicht, zu reden und zu hören.
4) *Wut in legitime Wünsche übersetzen:* Engpässe zu »externalisieren«, ihnen Namen zu geben, bedeutet, Neugier zu wecken für die Mehrperspektivität der verschiedenen Sichtweisen.
5) *Verbindung von Vergangenheit und Zukunft:* Verbindung der Engpässe mit den Lebensthemen jedes Einzelnen, Beschuldigungen »ausladen« und Freundlichkeiten »einladen«. Dazu gehört Anerkennung, dass es manchmal Ausstiegsszenarien braucht, damit Resilienz und Wandel möglich werden.
6) Es hilft, dabei einen neuen Blick auf die *Bedeutung von Affären* zu werfen: Es ist eine Tatsache, dass die meisten Menschen sich nach Sicherheit und dauerhafter Bindung sehnen und gleichzeitig nach Neuartigkeit, Abenteuer und Freiheit. In diesem Spannungsfeld kommt es relativ häufig zu außerehelichen Beziehungen. Wenn solche Impulse mit moralistischen Wertungen versehen werden – was in der Situation des Paares

> Doris und Jakob auch für mich naheliegend war – erzeugen wir neben der Notlage des Paares weitere belastende Probleme. Die Schmerzen über den »Liebesverrat« werden durch moralistische Wertungen aber nicht geringer, eher im Gegenteil!

Meine Kollegin Michele Scheinkman (2007, S. 313 ff.) schreibt dazu: »*Die Erwartung, dass wir einander jedes Bedürfnis erfüllen müssen, verwandelt die Ehe letztendlich in eine Zwangsjacke.* Und so gehen jede Spontaneität und jedes sexuelle Begehren verloren«.

Um einem Paar einen weiten Horizont anzubieten, der über die momentane Krise hinausführt, ist es wichtig zu verstehen, dass die Balance zwischen Sicherheit und Abenteuer nie leicht zu finden ist, und dass der Umgang eines Paares mit diesem Dilemma immer einen langen Atem fordert. Dieser lange Atem ist auch ein Anliegen von Beraterin oder Berater selber. In einer Zeit, da sich Professionelle in systemischen Therapien mit dem Anspruch auf »Lösungen« oft selbst unter Druck setzen, fehlt aber auch ihnen manchmal der lange Atem und die Geduld, Menschen bei der Entwicklung neuer Lebensmöglichkeiten zu unterstützen.

Beim Paar Doris und Jakob habe ich konkret erlebt, wie mein »langer Atem« sich bewährt hat. Inzwischen hat der untreue Mann Jakob sich getrennt von seiner wesentlich jüngeren Freundin. Diese hat ihm nämlich eröffnet, dass sie trotz des großen Altersunterschiedes noch ein Kind von ihm wolle, was ihm die Möglichkeit einer Trennung von seiner Frau eröffnet hat. Was diese Trennung für Doris und Jakob bedeutet, weiß ich noch nicht, aber ich bin überzeugt, dass dadurch für beide neue Freiräume aufgehen, die auch Doris neue Handlungsmöglichkeiten eröffnen. Sie wird sich biegen und nicht brechen, davon bin ich überzeugt.

Doris und Jakob – Schicksalsereignis: Untreue eines älteren Ehemannes

Bericht von Doris

Ende Februar hat mein Mann mir eröffnet, dass er seit über drei Jahren eine Geliebte hat. Es handelt sich um eine ehemals gemeinsame Freundin, die wir auch in dieser Zeit gemeinsam bei Zusammenkünften von Freunden getroffen hatten. Nichts deutete damals auf die Affäre hin.

Ich war völlig überrascht und habe Jakobs Geständnis erlebt, wie wenn ich einen dumpfen Schlag auf den Kopf bekommen hätte. Ich fragte, ob er sich eine gemeinsame Zukunft mit dieser – 22 Jahre jüngeren – Frau vorstelle, und er bejahte dies.

Ich habe verzweifelt geweint und gefragt, wie es habe dazu kommen können. Er bezeichnete es als eine Art »Schicksalsereignis«, das über ihn gekommen sei. Mit meinem Wissen und implizierter Zustimmung hatte er über viele Jahre hinweg bei dieser Frau auf der Durchreise übernachtet. Irgendwann seien sie sich näher gekommen, sagt er. Er finde sie eigentlich nicht besonders hübsch und habe sich auch nicht in sie verliebt (Letzteres halte ich für eine Schutzbehauptung aus schlechtem Gewissen heraus). Sie habe den Anfang gemacht, und er sei darauf eingestiegen. Die Sexualität mit ihr sei toll gewesen, er habe sich fallen lassen können (etwas, was ich immer an ihm vermisst hatte) und genießen können wie nie zuvor. Er habe ein Glücksgefühl erlebt, das er vorher nicht kannte. Bei jedem Aufenthalt bei dieser Frau sei die Beziehung intensiver geworden und über die Zeit gewachsen. Vor Weihnachten habe er die Erkenntnis gewonnen, dass das Leben mit seiner Geliebten seine Zukunft sein werde.

Er habe immer ein schlechtes Gewissen mir gegenüber gehabt und Angst davor, mir von der Beziehung zu berichten. Er habe Angst vor meiner Reaktion gehabt. Ich denke eher, dass er es hinausgeschoben hat, um dabei bleiben zu können, denn sonst wäre die Sache ja viel früher aufgeflogen. Schlimm war für mich, dass ich jahrelang auf das verzichtet hatte, was ich mir so sehnlichst gewünscht hatte, nämlich Zärtlichkeit, Nähe, Aufmerksamkeit, Erotik, befriedigenden Sex mit Phantasie, und dass er offenbar all das der Geliebten geben konnte, es drei Jahre lang hat wachsen lassen und mich dann vor die vollendete Tatsache einer Trennung stellte. Ich fühlte mich unendlich betrogen und klein und war auf mich selbst sauer (warum hatte ich mich immer angepasst und nicht mehr und heftiger gefordert?). Interessant war ja auch, dass Jakob nach seinem Geständnis prompt an einem grippalen Infekt erkrankte, und ich dann auch noch für den armen kranken Mann sorgte (!).

Unsere Ehe hatte bis zu dem Zeitpunkt 14½ Jahre gedauert, die Beziehung insgesamt 19½ Jahre. Seit einigen Jahren war unsere Sexualität dumpf und spärlich geworden und seinerseits schließlich durch seine Impotenz völlig zum Erliegen gekommen. Meine Versuche, Belebung in die Beziehung zu bringen, scheiterten an seinem Widerstand.

Schließlich meinte er, das sei ihm alles nicht so wichtig und ließ mich im Regen stehen mit meinen sexuellen Bedürfnissen, die ich mir von da an selbst befriedigen musste. Ich fühlte mich in der Ehe oft einsam und unverstanden. Manchmal keimte der Gedanke an Trennung sogar bei mir auf. Aber ich scheute diesen Schritt mit seinen Konsequenzen, da ich schon einmal eine Trennung und Scheidung erlebt und keine Lust darauf hatte, wieder »von vorn« anzufangen.

Da es für mich außerdem die moralische Verpflichtung gab, als Paar in der Ehe auch »in schlechten Zeiten zusammenzuhalten«, fügte ich mich schließlich in mein Schicksal. Wir lebten wie in einer Wohngemeinschaft zusammen. Mein Mann verkroch sich immer mehr hinter seine Arbeit und hinter seine Bücher, die er mehr oder weniger wahllos herausgriff und jeweils nur stückweise las. Er war nicht ansprechbar, und schließlich verstummte auch ich ganz. Wir hatten uns nichts mehr zu sagen.

Nach außen hin hat keiner etwas gemerkt, da wir unsere Enttäuschung nicht vor anderen Menschen zeigten. Wir haben einen großen Freundes- und Bekanntenkreis und viele, zum Teil gemeinsame Interessen. Auf diese Weise konnte ich das Leben ertragen. Eines Tages allerdings hielt ich es nicht mehr aus. Ich weinte und sagte, so könne ich nicht mehr weiterleben, es müsse sich etwas ändern. Mein Mann, der sich in der letzten Zeit immer wieder Gedanken ums Altwerden und seinen Berufsausstieg gemacht hatte, sagte, er erkläre mir, was er für Ideen habe, aber noch nicht sofort. Zwei Wochen später trafen wir uns zu einem Gespräch, und ich fragte: »Na, was hast du dir ausgedacht?« Worauf er begann: »Ich hatte bzw. ich habe eine Beziehung mit E.«

Meine Reaktionen

In der folgenden Nacht konnte ich nicht schlafen und habe gedanklich unser Hab und Gut aufgeteilt (als ich ihm dies später erzählte, reagierte er erschrocken: »Ich nehme nur ein paar Bücher mit«).

Ich habe sofort bei einer Freundin angerufen und um die Adresse einer Paartherapeutin gebeten, die mir ihr Mann (der übrigens auch immer wieder bei uns, inzwischen nur noch bei mir, übernachtet!) zwei Wochen vorher empfohlen hatte. Diese Freundin war die Erste, der ich von der schrecklichen Sache berichtete. Sie reagierte bestürzt und rief sofort bei E. an. Diese hielt sich aber aus allem heraus und meinte, es sei Sache meines Mannes, über die Affäre zu reden. Meine Enttäuschung über meinen Mann war so grenzenlos wie zuvor mein Vertrauen in ihn auf seinen Reisen gewesen war. Aber auch von E. war ich maßlos enttäuscht – eine falsche Freundin. Übrigens hat er später dementiert, gesagt zu haben, sie habe den Anfang gemacht. Vielleicht aus Eitelkeit (so was macht doch der Mann!) oder um sie zu schützen (weshalb eigentlich?).

In den folgenden Wochen schwankten meine Gefühle zwischen Wut, Traurigkeit (Heulanfällen) und schlaflosen Nächten, Abscheu und Ekel bei der Vorstellung »er treibt's mit ihr« und Mutlosigkeit (ich habe sowieso verloren). Meine Gedanken gingen in Richtung Trennung, dann wieder kam die Frage auf: »Habe ich alles versucht?« Und immer wieder kam die Frage: »Warum hat er mir das angetan?«

Erst war jeder zweite Tag ein »Heultag«, später gab es nur noch einen Heultag pro Woche, danach noch seltener und eigentlich nur noch dann, wenn ich explizit von meiner Situation redete.

In den ersten zwei Wochen nach dem Schock nahm ich 3 kg ab, die aber nach einigen Wochen wieder drauf waren, als ich mich ein wenig beruhigt hatte. Ich redete mit vielen Freundinnen und einigen Freunden über die schwere Verletzung und Kränkung.

Erleichterung

Hilfreich waren die vielen Gespräche mit Freundinnen, mit meinem besten Freund und Vertrauten sowie mit einem anderen Freund. Hilfreich war auch, dass wir zur Paartherapeutin fahren konnten; zum Glück hatte mein Mann sich dazu bereit erklärt.

Erschwerung

Der Umgang mit meiner neuen Situation wurde dadurch erschwert, dass ich selbst als Beraterin weiterarbeitete und teilweise mit den gleichen oder ähnlichen Geschichten konfrontiert wurde (und »cool« reagieren musste). Das hat mich viel Energie gekostet.

Professionelle Hilfe

Drei ausführliche Paartherapie-Sitzungen haben mir geholfen und etwas Klarheit ins Gefühlschaos gebracht; seit ein paar Wochen habe ich eine Einzeltherapie, die mich auch weiterbringt.

Öffnung anderen gegenüber

Die Öffnung gegenüber meinen Freundinnen und Freunden erlebte ich als Erleichterung von einem enormen inneren Druck. Es kamen zwar immer wieder auch die schrecklichen Gefühle hoch, aber je mehr ich darüber redete, umso leichter wurde es mir letzten Endes. Besonders stützend waren die Reaktionen von anderen. Meine beiden Söhne habe ich bald informiert, sie reagierten sehr berührend, einer mit dem Senden eines riesigen Blumenstraußes per Fleurop (er lebt in USA) und eines Bildes mit einem Felsen in der Brandung (es hängt seitdem in meiner Praxis an der Wand), der andere mit dem Senden eines schönen Fotos von ihm selbst (hängt ebenfalls dort) und seinem Besuch für drei Tage, an denen wir es richtig schön hatten.

Nachbarn haben bis heute nichts gesagt bekommen; aber ich denke, sie kriegen mit, dass mein Mann nicht mehr bei mir wohnt, und bei Gelegenheit werde ich sagen, dass er ausgezogen ist (es ist nicht so viel Kontakt zu ihnen vorhanden). Drei Kolleg(inn)en haben bisher etwas erfahren (nicht in Einzelheiten); das ist mir nicht so wichtig, aber auch kein Problem. Am schwierigsten gestaltet sich die Öffnung gegenüber meiner Familie. Einfach war es, meine Schwägerin (Exfrau meines 1989 verstorbenen jüngsten Bruders) zu informieren, da sie mich just nach der »Eröffnung« wegen etwas anderem anrief. Meinem ältesten Bruder und seiner Frau teilte ich meine Situation erst nach etwa vier Monaten mit, und ein anderer Bruder und seine Frau stehen noch aus (er hatte seinerzeit zu meinem Mann gesagt: »Wenn du Doris nicht glücklich machst, bringe ich dich um«)! Schwierig war eigentlich eher für mich, Leuten nichts zu sagen und so zu tun, als wäre alles in Ordnung. Mein Mann hatte mich darum gebeten (eher schädigendes »Schonverhalten« meinerseits!). Schließlich sagte ich, dass ich mich nicht mehr daran halten werde, und konnte endlich frei agieren.

Was hat mir geholfen?

Mein Umgang mit dem kritischen Ereignis Untreue hat mir insofern geholfen, als mir klar geworden ist, dass ich neue Lebensmöglichkeiten habe sowie die Fähigkeit, mein Leben selbst zu gestalten und eigene Ziele zu finden. Ich fühle mich innerlich freier, weit mehr als vor sechs Wochen. Für die Paarbeziehung hilfreich war trotz des großen Schmerzes die Tatsache, dass wir wieder ins Gespräch gekommen sind (zu was für einem Preis!) und mehr Lebendigkeit erleben (dies allerdings erst seit ein paar Wochen).

Die räumliche Trennung tut gut. Mein Mann ist vor acht Wochen aus der gemeinsamen Wohnung ausgezogen. Geholfen hat mir sogar, dass ich den Eindruck habe, es gehe meinem Mann besser, indem er etwas für sich selbst tut. Das erleichtert mir die »innere Erlaubnis«, Abstand zu finden und neue, eigene Wege zu gehen.

Was hat mir geschadet?

Nicht günstig war sicher, dass ich über einen längeren Zeitraum hinweg Rücksicht genommen habe auf die Bedürfnisse meines Mannes, dass ich darauf geschaut habe, was er will (und was gut ist für ihn), und nicht darauf, was für mich gut ist.

Resilienzfaktoren und Ressourcen

a) Moralische Unterstützung durch einen mehr als 60 Personen umfassenden tollen Freundeskreis (und meine Söhne!). Ihre Reaktionen waren zum Beispiel:

- *Ich wünsche dir, dass die Ablösung gelingt und du einen neuen Partner findest.*
- *Das ist ja absurd, das passt doch gar nicht, der kommt bestimmt zurück.*
- *Ich bin sehr wütend und sauer auf deinen Mann!*
- *Du kannst jederzeit anrufen/kommen; wir haben auch ein Bett für dich.*
- *Mir ist Ähnliches passiert, auch ich fühlte mich als Opfer.*
- *Ich habe einen ähnlichen Fehltritt begangen, war also Täterin.*
- *Ich hoffe, ihr findet einen Weg zueinander.*
- *Ich bin/war schon selbst in ähnlicher Situation.*
- *Ich bin enttäuscht von Jakob und hätte ihm das nicht zugetraut.*
- *Jakobs Verhalten kann ich nicht billigen, ich hätte ihn für integer gehalten.*
- *Du findest wieder einen Neuen (gleich mit Vorschlägen von Partnervermittlung)!*
- *Ich habe Mitgefühl.*
- *Du bleibst bestimmt nicht lange allein.*

b) Persönliche Ressourcen:

- *meine positive Weltsicht und der Gedanke, dass mein Leben als Lernaufgabe betrachtet werden kann; dadurch Freiwerden für neue Möglichkeiten,*

- *Schicksal annehmen in Verbindung mit »Prinzip Hoffnung«,*
- *starker Wille, eigene Handlungs- und Gestaltungsmöglichkeiten sehen, Zukunftsperspektiven entwickeln,*
- *Vertrauen auf das Gute im Menschen (auch bei dem verletzenden Partner),*
- *Vergleich mit schwereren Schicksalen, privilegiert sein, »Glück im Unglück«,*
- *Vertrauen, wieder einen Partner zu finden, sympathisch zu sein, Ausstrahlung zu haben,*
- *Dankbarkeit für gesunden Körper, der fantastisch funktioniert, und für viele Begabungen,*
- *Nachdenken über mein eigenes Fehlverhalten (Flirt-Seitensprung in erster Ehe), dadurch die Verletzung erkennen, die ich damals zugefügt habe,*
- *ökologisches »Weltbewusstsein« (unity in duality): Alles ist mit allem verbunden.*
- *Verarbeitung mithilfe eines Tagebuches (seit dem Auszug meines Mannes) und mit Selbstgesprächen,*
- *Sport (z.B. Nordic Walking und Schwimmen), Chorsingen, Malen, Freude an Natur, gutem Essen und kulturellen Veranstaltungen.*

Vielleicht ist der eine oder andere Aspekt für andere hilfreich?

Kommentar

Eine Krise wie jene von Doris und Jakob ist auf den ersten Blick auch für mich als erfahrene Frau und Paartherapeutin schwer zu verstehen. Eine schöne, reife Frau und ein nervöser Mann, der wenig attraktiv wirkt, sind in ein Dilemma geraten, das beiden schwer zu schaffen macht. In solchen Situationen passiert oft, was die Sache noch schlimmer macht: Die Frau kommt aus dem Fragen nicht heraus, was sie denn »falsch« gemacht habe, dass ihr Mann ihre Liebe derart verraten habe, und der Mann beharrt darauf, dass ihm mit der neuen Liebe eine Welt voll Liebe und Wunder aufgegangen sei, wie er sie ein Leben lang ersehnt habe. Dieses Dilemma äussert sich in jeder Therapiestunde mit dem Paar, und ich muss mir selber zugestehen, dass die Asymmetrie in der Beziehung zwischen Doris und Jakob sich manchmal auch auf mich auswirkt. Mir ist wichtig, Schritt für Schritt aus dieser

Schieflage herauszufinden. Das lohnt sich! Die neue Balance ermöglichte schliesslich einen guten Abschluss dieser Therapie.

Johanna und Urs – Ohne Liebe zusammenleben?

Paargeschichte aus Johannas Perspektive

Ich werde in diesem Jahr 55 Jahre alt. Ich bin seit 28 Jahren verheiratet. Meinen Mann Urs habe ich vor 33 Jahren kennengelernt. Noch vor einem halben Jahr war ich überzeugt davon, dass wir miteinander alt werden würden. Wenig später geschah so etwas wie ein persönliches Erdbeben, nach dem nichts mehr so zu sein schien, wie es zuvor war. Ich will versuchen, möglichst kurz und sachlich zu schildern, wie es wohl dazu gekommen ist, und wie es eine Weiterentwicklung gab, die zu dem Leben führte, das wir zurzeit haben. Das Schwierigste wird wohl sein, einen Blick in die Zukunft zu tun.

Ich war 21 Jahre alt, als ich den drei Jahre älteren Urs kennenlernte und mich in ihn verliebte. Ich war überzeugt davon, dass diese Liebe ein Leben lang halten würde, und war auf jeden Fall bereit, alles dafür zu tun. Während Urs auf dem zweiten Bildungsweg die Maturität nachholte, war ich beruflich als Air-Hostess (heute Flight Attendant) tätig, um uns beide zu ernähren. Mit dem Studienbeginn von Urs (wir waren jetzt 27 und 30 Jahre alt) heirateten wir. Dies ermöglichte uns eine unbeschwerte Zeit mit vielen Reisen, da Urs mich immer wieder mal beim Arbeiten begleiten konnte und wir genug Zeit für Ferien hatten. Erst als ich über 30 Jahre alt war, tauchte der Kinderwunsch auf. Urs hatte in der Zwischenzeit sein Studium beendet und arbeitete gut verdienend auf einer Bank. Es brauchte einiges an Geduld und Ausdauer, bis ich schwanger wurde und mit 35 Jahren unsere Tochter gebar. Ich gab meinen Job auf. Als Alina dreieinhalb Jahre alt war, kam ihr Bruder Tim zur Welt. Als Tim dreieinhalb Jahre alt war, nahm ich aushilfsweise meinen Job als Flight Attendant wieder auf. Ein für mich wichtiger Schritt, der mir viel von meinem Selbstbewusstsein zurückgab, welches mir als »Nur«-Familienfrau ein wenig abhandengekommen war.

Ich holte mir im Beruf viel Lebensenergie für mein Dasein als Mutter und Ehefrau. Nach sieben Jahren Aushilfstätigkeit wechselte ich wieder in die Festanstellung mit einem 70-Prozent-Pensum, das bis heute mein Arbeitsvolumen ist. Ich schätzte mich glücklich und zufrieden. Unser

Familienleben war fröhlich und ausgefüllt, bisweilen auch voll Stress. Die gelegentlichen Turbulenzen in unserem Eheleben buchte ich ab als »normal«, »gehört sicher bei allen dazu« oder »das schaffen wir doch« und »bestimmt wird es immer besser«. Jetzt sehe ich, dass wir stets über das Gleiche gestolpert sind und offensichtlich nicht in der Lage waren, an unserem Leben wirklich etwas zu verbessern oder zu ändern.

Im Vordergrund, oder vielleicht aus heutiger Sicht besser gesagt an der Oberfläche unserer Beziehung, standen wir beide als gut eingespieltes Team. Wir taten alles dafür, unsere Ehe und unser Familienleben am Funktionieren zu halten und uns ein gutes Leben zu machen. Und das hatten wir auch. Ich meinerseits versuchte, alles, was die Idylle bedrohen könnte, zu umschiffen oder gar nicht erst aufkommen zu lassen. Allerdings gab es Dinge oder vielmehr Zustände, über die ich nur beschränkt »Macht« zu haben schien.

Dazu gehörten die drohenden Wutausbrüche von Urs, die ich fürchtete, weil sie völlig unvorhersehbar und sehr heftig waren. Sie schienen aufzutreten nach dem Prinzip »das Fass ist wieder voll«. Es ist nicht so, dass Urs tätlich geworden wäre. Ich rechne es übrigens jedem Menschen hoch an, der es schafft, nicht selber weiter zu geben, was ihm als Kind angetan wurde! Ich erlebte in solchen Fällen bei Urs tiefe, maßlose Wut, welche weit über den zumeist harmlosen Anlass hinausging und meistens in tagelange Gesprächsverweigerung durch ihn mündete. Stets schafften wir es jedoch, uns irgendwann hinzusetzen und das zu tun, worin wir trotz allem richtig gut waren, nämlich in Gesprächen zu versuchen, Geschehenes aufzuarbeiten. Dies beförderte allerdings mit unfehlbarer Regelmäßigkeit jeweils ein weiteres, wenn nicht überhaupt das Kernproblem zutage. Egal wie tiefgründig und wie intensiv unsere Gespräche verliefen, am Ende schälte sich bei Urs das Fazit heraus, dass Wutausbrüche verhindert werden könnten, wenn er mehr und öfter körperliche Zuwendung von mir erhielte. Heute verstehe ich, dass ich dadurch permanent mit Schuldgefühlen beladen wurde. Es war ein ständiger Druck, für den Fahrplan unseres Liebeslebens verantwortlich zu sein. Will heißen, einen Rhythmus aufrechtzuerhalten, der meinen Bedürfnissen eigentlich überhaupt nicht entsprach.

Die Harmonie in unserer Familie war mir jedoch sehr wichtig; ich übernahm geradezu die Verantwortung dafür. Immer wieder war da auch die Hoffnung, dass sich alles Negative mit der Zeit legen würde. Dass dies keineswegs der Fall war, hat wohl zum absolut unerwarteten

Zeitpunkt und völlig überraschend mein »Fass zum Überlaufen« gebracht. Ein Vorfall, der nicht einmal mich persönlich betraf, mich aber Urs' Wut wieder auf schlimme Weise miterleben ließ, war ein wichtiges Schlüsselerlebnis, nach welchem mir klar war, dass ich auf die bisherige Weise mit meinem Mann nicht weiter zu leben bereit war. Es musste eine Veränderung geschehen. Was und wie, war mir zu diesem Zeitpunkt völlig unklar. Ich merkte lediglich, dass etwas ins Rutschen geraten war, das nicht mehr aufzuhalten war, und eine Umkehr schien erst recht unmöglich. Es war eine Zeit tiefster Verzweiflung, voll Unsicherheit und Angst bei mir.

In der Zwischenzeit ist ein gutes halbes Jahr verstrichen. Zu Beginn standen die Gespräche, der Schmerz und die große Verunsicherung. Wie sollte es weitergehen? Mein Anliegen war es stets, ja nichts zu überstürzen. Schnelle Lösungen hätten einfach keinen Sinn gemacht und vor allem auch unseren Kindern (in der Zwischenzeit 16 und 19 Jahre alt) unnötig Sorgen und Aufruhr beschert. Neben unseren Gesprächen, die ausnahmslos in gefasster Atmosphäre stattfinden, beschäftigt mich das Ganze eigentlich fortlaufend.

Die ganze Gedankenarbeit hat für mich zutage gefördert, dass es am Schluss, wenn alles andere Stück für Stück »abgeschält« ist, eigentlich um die Liebe geht. Wenn die Liebe da wäre zwischen uns, dann könnte so manches verziehen, so vieles mit gegenseitigem Einfühlen zum Wohle beider geregelt werden. Wenn die Liebe da wäre als Basis unserer Beziehung, auf welche wir auch in und nach schlimmen Zeiten zurückgreifen könnten, wären nach meiner heutigen Einschätzung auch die Schranken auf der Ebene der körperlichen Liebe nicht so unüberwindbar! Für mich ist es heute eine klare Einsicht, dass die Liebe dazu zwischen uns fehlt. Wo und wann ist sie verloren gegangen? Wären wir als Einzelpersonen vielleicht mit jeweils anderen Partnern glücklicher geworden? Zumindest diese Frage ist müßig, da für mich die Entscheide zu den jeweiligen Zeitpunkten immer richtig waren.

Die schwierige Frage, die hier und jetzt auftaucht, ist: Können wir nicht auch ohne Liebe – oder doch zumindest ohne körperliche Liebe – leben, denn es ist doch ein halbes Leben da, welches uns verbindet. Die ganzen gemeinsamen Erfahrungen und Erlebnisse der letzten 33 Jahre binden uns und bedeuten eine Fülle von Gefühlen, nicht zuletzt auch, was die Kinder betrifft. Ich trage keine Gefühle des Bedauerns in mir. Ich sehe Gründe, weshalb gerade wir zusammen gekommen sind und die Schritte miteinander gemacht haben, welche auch viel zu Entwicklung und Reife beigetragen haben.

Die entscheidende Frage, ob wir nicht auch ohne Liebe zusammenleben können, das heißt, ob die freundschaftlichen Gefühle, die wir füreinander empfinden, nicht ausreichen, um miteinander dem Lebensabend entgegengehen zu können, kann ich für mich nur vage und vorsichtig beantworten. Beim Nachdenken über eine solche Frage taucht auch der Gedanke daran auf, welche Veränderungen im Zusammenleben überhaupt noch realistisch oder denkbar sind. Vieles in mir möchte an meinem gut eingerichteten Leben fest halten. Da ist der Wohlstand, ein schönes Haus, die Bequemlichkeit. Hinzu kommt auch die Angst vor der Einsamkeit, obwohl ich den festen Glauben daran habe, dass ich mir mein Leben immer so werde einzurichten wissen, dass es für mich stimmt. Ich denke, dass sich jeder Mensch nach Liebe sehnt. Diese starke Sehnsucht wird wohl in jedem Alter Unglaubliches bewegen können, und man kann immer nur hoffen, dass die Vernunft auch noch ein Wörtchen mitredet!

Einerseits empfinde ich unser jetziges Zusammenleben als große Erleichterung, indem der Druck, unter dem ich zuvor stand, von mir abgefallen ist. Jeden einzelnen Abend freue ich mich darauf, mich in mein Zimmer zurückziehen zu dürfen, ohne irgendwelche »Verpflichtungen«! Auch kommen mir von Urs' Seite nicht mehr diese stets unterschwelligen vorwurfsvollen Gefühle entgegen, da ich jetzt ganz offiziell (!) nicht mehr für sein Liebesleben verantwortlich bin. Das allein ist eine unglaubliche Veränderung und lässt es zu, dass wir wie gute Freunde zusammenleben können. Allerdings schließt diese neue Form des Zusammenlebens gleichzeitig aus, dass wir einander die liebevolle Zuneigung schenken können, die vielleicht gerade unter »richtigen« Freunden möglich wäre. Und genau diese Wärme, auf Englisch gibt es den Ausdruck »unconditional love« dafür, ist es, die mir, und ich vermute auch Urs, fehlt. Mit unserer Vorgeschichte und der Entwicklung der Ereignisse ist es aber genau das, was wir einander nicht mehr zu geben imstande sind. Dazwischen stehen schier unüberwindbare Hürden. Vielleicht muss hier auch die Einsicht reifen, dass sich mit uns beiden vor 33 Jahren zwei Menschen unbeschwert zusammengetan haben, die einzeln nicht das mitgebracht haben, was genau uns zu einem Paar für die »Ewigkeit« machen könnte. So leben wir denn jetzt in aller Vernunft, gut organisiert und mit gegenseitiger Unterstützung zusammen – aber eben ohne Wärme und ohne Umarmung. Aus diesem Grund ist für uns die Lösung »Biegen statt brechen« zwar richtig, aber sicher nur eine Lösung auf Zeit. Aber selbst dann hat es sich gelohnt, uns genau diese Zeit zu nehmen!

Ich spüre, dass sich vieles bewegt, und bin enorm dankbar für die Zeit, die ich habe. Früher oder später wird sich herausstellen, in welche Richtung mein Weg gehen wird, was für Kurven und Abzweigungen noch auftauchen werden.

Der neueste Stand ist, dass wir uns entschieden haben, uns einer Mediation zu unterziehen. Wir sind daran, mit zuständigen Stellen Kontakt aufzunehmen. Das Ziel soll sein, einen klaren Entscheid zu haben, wie es weitergehen soll. Wenn der Entscheid Trennung heißen sollte, möchten wir jemanden zur Seite haben, der uns bei der Abwicklung der sachlichen Aspekte behilflich ist.

Kommentar

Erstaunlich, wie dieses Paar unter zum Teil heftigen Auseinandersetzungen zu einem Punkt gekommen ist, welcher Wege aus der Zwickmühle aufzeigt, wonach eine Fortführung ihrer Zweierbeziehung vielleicht möglich sein wird – wenn auch unter Verzicht auf das erhoffte Ideal »Liebe«.

Das Motto Gedeihen trotz widriger Lebensumstände und die Erfahrung, dass zum Biegen statt Brechen einer Beziehung Weisheit und Verzicht gehören, leitet die beiden Menschen nun in eine Richtung, die sie sich bis vor Kurzem kaum zugetraut haben. Der Kernpunkt der Frage, die sich die schreibende Johanna hier stellt, ist: Können wir auch ohne die erträumte Liebesbeziehung miteinander alt werden, also noch 25 bis 30 Jahre gut zusammenleben? Es ist eine Frage, die in unserer Kultur bis vor kurzer Zeit kaum gestellt werden konnte, weil sie zu sehr dem Ideal der romantischen Liebe in der Ehe widersprach (Scheinkman 2007). Inzwischen wagen Forscherinnen und Forscher, die romantische Annahme infrage zu stellen, welche die Unduldsamkeit von Paaren und ihren Therapeuten mit konsequenten und nicht moralisierenden Ansichten bezüglich Liebe in langdauernden Beziehungen beleuchten. Es geht also um die Frage »Biegen statt Brechen?« und wie Paare (und ihre Therapeuten) darauf antworten.

Mir scheint die Folgerung von Johanna und Urs zu dieser Frage eigentlich tröstlich. Beide haben nach unbefriedigenden gemeinsamen Jahren nun den Mut zu fragen, ob ihr Liebesideal noch ihrem Alter und ihrem Leben entspricht, oder ob es Zeit wäre, es zu revidieren oder die Beziehung aufzulösen.

Wenn ein Paar eine solche Entwicklung zulässt, freue ich mich darüber und bin gerne bereit, die beiden mit meinem Wissen und Können zu unterstützen. Darin sehe ich auch eine der Möglichkeiten von Paartherapie, die über die unmittelbare »Lösung« von Problemen die Ganzheit einer Beziehung ins Auge fasst und Blicke in die Abgründe des Unveränderbaren ermöglicht. Darin ist das Biegen anstelle des Brechens an einer zu hohen Leistungslatte vorgesehen – auch in und mit Paartherapie.

Nachtrag von Johanna im Dezember 2007: Meine persönlichen Erfahrungen mit »Biegen statt brechen«

Vier Monate sind vergangen, seit ich meinen Bericht zu obigem Thema geschrieben habe. Für mich, aber vielleicht auch für Rosmarie Welter-Enderlin, die sich mit diesem Thema für ihr Buch beschäftigt, möchte ich jetzt noch ein paar weitere Gedanken und Erfahrungen aufschreiben, die sich in der Zwischenzeit ergeben haben.

Es ist Dezember 2007, und ein Jahr nähert sich dem Ende, welches unglaubliche Veränderungen in mein Leben gebracht hat. Noch vor einem Jahr hätte ich nicht im Entferntesten gedacht, dass meine Ehe in dieser Zeit zu Ende gehen würde. Urs und ich haben alles daran gesetzt, um das, was uns während über 30 Jahren verbunden hat, mit den Worten unserer Therapeutin »zu biegen und nicht zu brechen«. Sehr bald wurde aber klar, dass es ein Zusammenleben in einer anderen Form, als wir sie jahrzehntelang gekannt hatten, nicht geben konnte. Ein Neuanfang hätte vorausgesetzt, dass wir beide bereit dazu gewesen wären, sowohl einzeln an uns selbst als auch gemeinsam an unserem Zusammenleben intensiv und selbstkritisch zu arbeiten. Für mich war seit Ausbruch der Krise klar, dass ich alles unternehmen würde, um mit mir selber ins Reine zu kommen und herauszufinden, wo ich stehe, wie ich an diesen Punkt gekommen bin, und wie ich in die Zukunft gehen will. Von Urs habe ich die klare Botschaft erhalten, dass er weder Handlungsbedarf sieht, zusammen mit mir an unserer Ehe zu arbeiten, noch einen Sinn darin erkennen kann, sich selber kritisch zu betrachten. Ich habe dies akzeptiert, und seither arbeiten wir eigentlich daran, uns Schritt für Schritt (und halt eben ohne harten »Bruch«) zu trennen. Zu unserer Unterstützung und Begleitung haben wir uns an eine Mediationsstelle gewendet, die uns dabei hilft, die Trennung formell in die Wege zu leiten. Wir waren uns einig, das Ganze ohne Zeitdruck durchzuziehen.

Die Tatsache, dass wir uns Zeit lassen wollen, hilft uns sicher dabei, uns im ganzen Prozess möglichst wenig gegenseitig Wunden zuzufügen. Andererseits heißt das nun auch, das ganze Jahr über in einem eigentlichen »Status quo« zu verharren, da ich nur in einem sehr beschränkten Rahmen damit beginnen kann, mein eigenes Leben zu leben, solange wir noch zusammen im selben Haus wohnen. Es galt schließlich auch, für die Kinder ein erträgliches Familienleben aufrechtzuerhalten. Erschwerend kommt hier hinzu, dass das Verhältnis zwischen Urs und Alina, unserer 20-jährigen Tochter, ziemlich vergiftet ist, und ich die »Sandwich«-Rolle zwischen den beiden immer schlechter ertrage.

Urs hat eine Wohnung für sich gefunden und ist im Moment daran, sich einzurichten. Für mich zieht sich dies alles aber nun sehr in die Länge, da ich mich mental schon um einiges weiter bewegt habe in diesem Jahr, aber mein »neues Leben« erst richtig beginnen kann, wenn die räumliche Trennung erfolgt ist. Dieses Ausharren macht natürlich deshalb Sinn, weil ich bei der Abwicklung der formellen Trennung und auch der Scheidung, die noch folgen wird, auf die Kooperation von Urs angewiesen bin, wenn wir alles ohne teure Anwälte machen wollen. Dies hat bei mir eine hohe Priorität, aber eben nun auch seinen Preis.

Mithilfe eines Mental-Trainings habe ich mich auf einen Weg begeben, der mich in eine Richtung begleitet, welche mich mit Zuversicht in die Zukunft blicken lässt. Es fängt für mich ein neuer Lebensabschnitt an, in dem es viel Platz für meine persönlichen Freiheiten und die Entwicklung meines Ichs geben wird. Das Mental-Training und die weitere Ausbildung, die darauf gründet, werden mich dabei begleiten. Ich freue mich darauf und bin heute überzeugt davon, dass der Abschluss des vorigen Lebensabschnittes sowohl richtig als auch unvermeidbar war. Ich blicke ohne Groll zurück. Die damalige Entscheidung für ein Leben mit Urs war kein Zufall. Ich habe dank ihm viel für mein Leben gelernt und viele Jahre mein intensives Leben als Familien- und Berufsfrau genossen. Nicht zuletzt verdanke ich ihm meine großartigen Kinder!

Fazit

Die Erkenntnis zum Thema zum Schluss: »Biegen statt brechen« für eine Partnerschaft im Sinne von Zusammenbleiben unter bestimmten Vorzeichen funktioniert sicher nur, wenn zwei Menschen wirklich gewillt sind, dies zu erarbeiten und sich gegenseitig Vertrauen zu schenken.

Die Hektik der Entscheidungsfindung bei beiden Paaren könnte zu einer direktiven Vorgehensweise der Therapeutin verführen, welche der Situation beider Paare aber nicht gut täte.

Ich bin froh, dass ich als Beraterin einen »langen Atem« bei der Begleitung beider Paare behalten konnte und mich nicht atemlos am Szenario »Leben ohne Liebe« festklammerte oder dagegen kämpfte. Das hat sich bewährt. Beide Paare haben dabei ihren je eigenen Rhythmus gefunden und sich mit Möglichkeiten auseinandergesetzt, die sie ursprünglich nicht vorgesehen hatten, und für die sie Zeit und Geduld brauchten. Ich freue mich, dass sich das bewährt hat.

Was ich als Beraterin gelernt habe

Beide Paare haben sich in die jahrelange Unzufriedenheit miteinander geschickt, ohne an Ausstiegsmöglichkeiten zu denken, bis das Leben ihnen unmissverständliche Signale in Form heftiger Krisen gab. Das waren »Aufweckszenarien«, die von beiden Partnern nicht mehr ignoriert werden konnten. Anstelle von naheliegenden Ja/Nein-Optionen wurde es schliesslich beiden Paaren möglich, einen *dritten Weg* zu finden. Die Haltung von mir als Beraterin war bei diesem Prozess von *Gelassenheit* geprägt. Mein entsprechend »langer Atem« im Umgang mit beiden Paaren hat sich für sie und auch für mich gelohnt.

»Mitten im Winter habe ich erfahren,
dass es in mir einen unbesiegbaren Sommer gibt.«
Albert Camus

2. Nicht jedes Trauma muss unheilbare Wirkungen haben

Anna

Anna ist jetzt 35, eine gescheite, attraktive Frau mit einer freundlichen, auf Menschen bezogenen Ausstrahlung. Ich kenne sie seit ihrer frühesten Jugend. Sie ist bei uns im Dorf aufgewachsen und mit dem jüngeren unserer zwei Kinder zur Schule gegangen.

Annas Leben als Kind und als Jugendliche war nicht einfach. Ihre Mutter lebte mit einem neuen Partner zusammen, seit sie sich von Annas Vater hatte scheiden lassen. Annas Vater heiratete bald eine Frau mit Kindern und konzentrierte sich voll auf die neue Familie. Seine eigenen zwei Töchter, Anna und ihre jüngere Schwester Susanne, sahen ihren leiblichen Vater selten. Annas Stiefvater Josef, Heizungsmonteur, wirkt auf den ersten Blick zugewandt und recht eigentlich jovial. Auf den zweiten Blick verstand ich Annas Enttäuschung über ihn aber gut. Er war ein süchtiger Spieler und machte mit dem Spielen unendlich viele Schulden.

Annas Mutter war ebenfalls süchtig. Sie ertränkte ihre Sorgen in Alkohol. Zwar verlor sie eine Stelle nach der anderen, konnte aber über einige Jahre relativ gut leben, weil ihre eigene Mutter sowie ihr einziger Bruder etwas Vermögen hatten, das in einem eigenen Haus angelegt war und eine kleine Rendite abwarf. Nachdem die Großmutter gestorben war, musste Annas Mutter Sozialhilfe beantragen.

Anna hatte während ihrer Ausbildung als kaufmännische Angestellte den üblichen Lehrlingslohn erhalten und diesen sorgfältig auf die Seite gelegt für weitere Ausbildungen. Als ihrem Stiefvater wegen seiner Spielschulden Konkurs angedroht wurde, gab Anna ihm ihr ganzes Erspartes. Das waren mehrere Tausend Franken. Anna gab ihm das Geld in der Hoffnung, dass ihr Stiefvater sich und ihre Familie damit endlich stabilisieren würde. Während kurzer Zeit sah das auch so aus. Aber dann kam ein neuer Einbruch. Annas jüngere Schwester war drogenabhängig geworden, lebte »auf der Gasse« und ging ihre Mutter um finanzielle Unterstützung an. Annas Stiefvater verließ darauf das »sinkende Boot« und zog in eine andere Region. Wiederum wirkte Anna stabilisierend auf ihre Familie. Nach Abschluss ihrer Lehre blieb sie über viele Jahre an der gleichen Stelle, respektiert und gut bezahlt für ihre Leistung. Als ihre Schwester ein Kind bekam, wurde sie seine Patin. – Eine schwierige Aufgabe, weil das Mädchen behindert war. Inzwischen ist Annas Schwester verwitwet.

Es gab für Anna in dieser Zeit zwei bedeutsame Männer: einen tüchtigen und menschlich kompetenten Polizisten, Hans, mit dem sie eine schöne Wohnung im Grünen bezog, sowie später einen Kleinbauern, Werner, in den Voralpen, auf dessen Hof ein wesentlicher Teil dieser Geschichte spielte.

Anna und Hans, der Polizist, liebten Tiere und hielten zwei verspielte Hauskatzen. Irgendwann muss von Kindern die Rede gewesen sein. Anna war jünger als ihr Partner und noch nicht bereit, Mutter zu werden, obwohl sie Kinder von Herzen liebt. Die Beziehung der beiden geriet in Schieflage. Annas Partner verließ sie und heiratete eine andere Frau.

Zu dieser Zeit lernte Anna in einer Disco in der Stadt Werner kennen, den sie als »große Liebe« empfand. Werner hatte von seiner Großmutter einen kleinen Bauernhof in einem Hochtal geerbt und züchtete dort ein paar Kühe und Ziegen. Er pflanzte dort auch Haschisch und verdiente damit gutes Geld, bis die Polizei seine Kulturen vernichtete. Anna zog bei Werner ein, blieb aber an ihrer bisherigen Stelle in der Stadt und reiste hin und her, weil das junge Paar dringend Bargeld brauchte. Annas neuer Partner war geschieden und hatte aus der Ehe einen Jungen, der bei seiner Mutter lebte. Der große Einbruch in Annas Leben geschah auf dem Hof in den Bergen.

Annas Bericht

Mein Freund Werner hatte sich überraschend von mir getrennt und eine andere Frau ins Haus genommen. Das war eine sehr erniedrigende Erfahrung für mich! Und ein Schlag von hinten, den ich nicht einfach verkraften konnte, weil ich keine Ahnung hatte, warum er mir das antat. Ich wollte den Hof, der mir zur Heimat geworden war, nicht einfach aufgeben. Also habe ich das Angebot von Werner angenommen und mich in seinem nahe gelegenen zweiten Haus, das völlig verlottert war, provisorisch eingerichtet. Von dort aus habe ich ihm mit den Tieren auf dem Hof geholfen und bin daneben meiner auswärtigen Arbeit nachgegangen.

Dann geschah ein folgenschwerer Zwischenfall. Eines Nachts, als ich im Bett lag, allein in dem mir fremden Haus, hörte ich im unteren Stock Glas klirren. Es war klar, dass jemand ein Fenster zerbrochen hatte, um ins Haus zu steigen. Ich verhielt mich absolut still und rollte mich im Bett ein in der Hoffnung, dass man mich dort nicht finden würde. Dann tapste der Einbrecher, ein Bauer aus der Nachbarschaft, den ich an seinem Gehabe erkannte, in mein Zimmer. Er begann, mich am ganzen Körper zu berühren und mich zwischen den Beinen zu streicheln. Ich drehte mich von ihm weg, aber er ließ sich nicht abhalten und machte weiter.

In meiner Verzweiflung griff ich zu einer List. Ich sagte, dass ich unten einen Waschlappen holen wolle. Der Mann ließ mich einen Moment los, ich rannte die Treppe hinunter und dann schreiend ins Haus nebenan, wo mein Ex-Freund mit seiner neuen Geliebten schlief. Von ihr und meinem Ex-Freund regnete es schlimme Vorwürfe. Ich sei selber schuld an diesem Übergriff, ließen sie hören. Mein Ex-Freund kam dann ins Haus nebenan, sah das zerbrochene Glas und die Blutspuren, die der Einbrecher hinterlassen hatte. Ich rief darauf die Polizei, weil ich den Vorfall nicht stillschweigend erdulden wollte.

Aber bis die Polizisten kamen, schien der Spuk vorbei. Nicht für mich! Ich war vom Geschehen völlig überwältigt und zitterte am ganzen Leib. Schlimm war, dass niemand da war, der mich gehalten hätte. Eine alte Geschichte meines Lebens wiederholte sich ... Ich war in Todesangst! Wenn man meine Geschichte liest, könnte man das Gefühl bekommen, ich hätte ja jederzeit aufstehen und weglaufen können. Aber das konnte ich nicht, anfangs, weil ich vor Panik erstarrt war, und später, weil der übergriffige Nachbar ständig seine Hand auf meinem Hals hatte. Mir ist wichtig, dass dieser Teil meiner Geschichte in diesem Bericht Platz bekommt.

Die Polizei rückte zu zweit an, ein Mann und eine Frau. Die Frau riet mir, zur Opferberatung zu gehen. Der Polizist, der zu Hilfe gekommen war, gab mir, bevor er ging, die Telefonnummern der Psychiatrischen Klinik im Tal sowie jene der Opferberatung. Die rief ich am folgenden Morgen an und bekam sofort einen Termin. Leider habe ich mit den Leuten an dieser Stelle einen Reinfall erlebt. Der Anwalt der Opferberatung hat zwar nicht direkt gegen mich gearbeitet, aber auch nicht wirklich für mich. Er sah seine Rolle als Weiterreicher von Dokumenten. Nicht er hat sich bei der Gerichtsverhandlung für mich starkgemacht, ich selbst musste einen vielseitigen Brief ans Gericht schreiben. Wenn meinem Anwalt etwas nicht in den Kram passte, hat er gedroht, sein Mandat mit sofortiger Wirkung niederzulegen. – Was für ein Anwalt!

Wenn ich ihn um Arbeiten bat, die er nicht mochte, hat er sie nicht erledigt, sondern ist den Weg des geringsten Widerstandes gegangen.

Weil ich nach dem Übergriff im Nachbarhaus völlig durcheinander war, hat die Vertreterin der Opferberatung mich eine Zeitlang notfallmäßig in der psychiatrischen Klinik wohnen lassen.

Nach der Klinik in G. wurde ich an jene in L. weiter verwiesen. Auch die dortige therapeutische Erfahrung war nicht großartig, aber ich merkte den Unterschied zwischen einer Notfallsituation und einer längerfristigen Betreuung. Ich bekam Einzelgesprächstermine, eine spezielle Form von Gruppentherapie, progressive Muskelrelaxation, Übungen zur Körperwahrnehmung, Yoga und Einzelmaltherapie.

Der Sozialdienst der Klinik hat mir schließlich geholfen, meine Rechnungen und anderen Verpflichtungen wieder in den Griff zu bekommen. Die Möglichkeit zur Wahl einer Psychotherapie in L. war aber leider ein Reinfall. Irgendwann muss man sich als Patientin ja entscheiden, man kann nicht ewig Therapeuten wechseln. Ich hab mich dann für einen Therapeuten entschieden, aber leider hatte der ein turbulentes Arbeitsleben. Ich bin ihm leider wie ein blindes Huhn gefolgt, bis er selbst die Therapie beendet hat. Jetzt mag ich nicht mehr weiter suchen. Manche Menschen haben Rückendeckung in der Familie und ziehen daraus körperliche und seelische Kraft. Ich kann irgendwelche Kräfte in mir selber mobilisieren, das hat mich schon immer gerettet. Aber das allein ist nicht genug!

Zu guter Letzt möchte ich erwähnen, dass die SUVA, die schweizerische Unfallversicherung, für mich eine große Unterstützung war. Alles hat bei dieser Versicherung hervorragend funktioniert; die mir geschuldeten Zahlungen kamen zur rechten Zeit.

Kommentar

Mich beeindruckt bei der Geschichte von Anna, wie sie sich, trotz widrigster Umstände in ihrer Biographie und in ihrem Alltag, immer wieder, wie Münchhausen, am eigenen Schopf aus den zahlreichen Sümpfen, in die sie vom Leben gestoßen wurde, herausgezogen hat. Die Selbstachtung und Selbstdisziplin, die aus ihrer Haltung sprechen, zeigen, wie Annas Empathie für sich selbst und für andere Menschen sie in verzweifelten Situationen schützt.

Was Anna im Text kaum angedeutet hat, ist der Schutz, den sie bei Tieren findet und diesen zukommen lässt. Es gibt wunderbare Fotos von Anna beim Tränken der Kälber auf dem Hof ihres Freundes. Beim Anblick dieser Bilder verstehe ich erst recht, wie tief es Anna getroffen haben muss, als sie vom Hof vertrieben und mit einer Frau ersetzt wurde, welche überhaupt keine Beziehung zum Bauernhof und zu seinen Tieren hatte.

Eine besondere Beziehung konnte Anna auch zu den Hunden aufbauen, die auf dem Hof ihres Freundes lebten. Mit großer Liebe hat sich Anna um diese Tiere gekümmert, selbst zu Zeiten, als ihr Freund sich bereits aus der Beziehung zurückzog. Persönlich habe ich erlebt, wie unsere scheuen Katzen sich entspannten, sobald Anna in ihre Nähe kam.

Anna ist wieder in ihren alten Beruf zurückgegangen und arbeitet als umsichtige, kompetente Chefsekretärin für eine Anwaltskanzlei in der Großstadt. Sie wohnt in einem Mehrfamilienhaus in einer Kleinstadt in den Bergen – nicht weit von dem Tal, in dem sie sowohl gute als auch schreckliche Erfahrungen gemacht hat, und nicht weit vom Hof ihres ehemaligen Freundes. Mit der Bahn reist sie täglich in die Stadt und zurück. Das heißt, sie steht sehr früh auf und kommt spät nach Hause. Anna scheint sich jetzt vor allem über ihren Beruf zu definieren.

Alle meine Bemühungen, Anna zu unterstützen, ihre herausragende Intelligenz – und besonders ihre emotionale Intelligenz – mit Weiterbildung noch besser als bisher für sich selbst zu nutzen, stießen bisher auf wenig Begeisterung bei ihr. Was ich bewundere, ist Annas Fähigkeit und Bereitschaft, sich immer wieder hochzurappeln und sich nicht als traumatisiertes Opfer zu definieren. »Biegen statt brechen« ist ihr persönliches Thema!

Deutlich wird mir beim Lesen von Annas Erfahrungen mit professionellen Helfern, dass die seit einigen Jahren vorherrschenden Traumatheorien keine flächendeckende Erklärung für hilfreiches Vorgehen im professionellen Umgang mit Opfern von Gewalt sind. Es genügt nämlich nicht, Verhaltensweisen von Individuen und ihren Angehörigen zu beobachten und zu beschreiben. Wir müssen uns auch fragen, was die Motive ihres Handelns sind, also woher sie Kraft und auch Trost beziehen.

Eine Kollegin, die sich intensiv mit dem Thema Opfer und Täter auseinandersetzt, schreibt: »Transzendente oder spirituelle Überzeugungen und Handlungen geben einer Familie (bzw. einem Individuum) – jenseits ihrer konkreten Schwierigkeiten – eine Vorstellung von Sinn und Ziel im Leben« (Walsh 1999b, S. 67 ff.). »Die meisten Familien ziehen in widrigen Lebensumständen Kraft, Trost und Orientierung aus den Bindungen zu ihren kulturellen und religiösen Traditionen« (Walsh 1999b).

In Annas Geschichte wird deutlich, dass sie spirituelle Quellen der Resilienz nicht im Rahmen einer Kirchenzugehörigkeit findet, sondern in einer tiefen Verbundenheit mit der Natur, ganz besonders mit der bäuerlichen Kultur und den Tieren, die dazugehören. Ihre persönliche Verbundenheit mit Quellen, die über institutionalisierte Glaubensgrundlagen hinausführen, lässt sie zwar ab und zu in Situationen verharren, die ihr Sicherheit versprechen – bis sie wahrnimmt, dass sie damit Vorstellungen folgt, die ihr keinen sicheren Halt bieten. Das kann ihr auch in der Begegnung mit professionellen Helfern geschehen!

Das Thema Trauma kann bei Helfern eine gewisse Faszination auslösen. »Auch in therapeutischen Situationen kann das Interesse der Therapeuten eine voyeuristische Schlagseite bekommen. Anderseits können Therapeuten durch die Schilderung traumatischer Erlebnisse, besonders wenn dadurch eigene biografische Themen tangiert werden, auch überfordert werden und sich innerlich abwenden. Es gilt also, eine Balance zwischen zugewandtem Interesse und der nötigen Distanz zu finden (Hepp 2006, S. 140).

Aus Annas Berichten scheint mir tatsächlich eine Faszination professioneller Therapeuten für den von ihr erlittenen sexuellen Übergriff deutlich zu werden, was bei mir selbst als professioneller Therapeutin ein mulmiges Gefühl hinterlässt. Ähnlich scheint es Anna selbst zu gehen, das wird in ihrem Text deutlich. Auffallend ist, dass sie, wie so viele andere traumatisierte Menschen, zuerst sich selbst beschuldigt, bevor sie es wagt, die Qualität der angebotenen Hilfe und vor allem die Persönlichkeit der Helfer infrage zu stellen.

Kann es sein, dass der Begriff Traumatisierung, vor allem dann, wenn es um sexuelle Übergriffe geht, allzu flächendeckend verwendet wird und dadurch einen Einschlag ins Modische bekommen hat? Dazu Hepp (2006):

> »Auch im klinischen Alltag sehe ich relativ selten das Vollbild einer akuten oder posttraumatischen Belastungsstörung, obwohl ich für den psychischen Notfalldienst einer großen interdisziplinären Notfallstation sowie für den konsiliar- und liaisonpsychiatrischen

Dienst der Intensivstation verantwortlich bin und häufig mit Menschen in Kontakt komme, die potenziell traumatische Erfahrungen gemacht haben.«

Hepp setzt sich intensiv mit dem Thema Traumatisierung auseinander und fragt auch, wann und warum Menschen nach interpersonellen Gewalterfahrungen psychische Störungen entwickeln und wann eher nicht. Ich finde es hilfreich, dass ein Experte sich diese Fragen stellt, und dass er Abstand nimmt von verallgemeinernden Beschreibungen, ohne jedoch mögliche Reaktionen von Stress auf psychische Traumata zu ignorieren. Dass in akuten Situationen oft »keine großen therapeutischen Interventionen angebracht sind, sondern mit konkreter Sachhilfe und einem Mindestmaß an gesundem Menschenverstand bereits sehr viel erreicht werden kann« (Hepp 2006, S. 149), passt gut zu den Erfahrungen von Anna. Ich bin der Meinung, dass wir Professionellen uns viel ernsthafter als bisher mit den negativen Seiten von verallgemeinernden Annahmen zu psychischen und körperlichen Gewalterfahrungen bei Klienten befassen müssen, und dass wir dieses Thema auf keinen Fall verallgemeinern dürfen.

Auf dem Weg zu sich selbst musste Anna Beziehungen, Gewohnheiten und Sicherheiten hinter sich lassen. Hat es sich gelohnt? Verloren hat sie ihre frühere fraglose Sicherheit, gewonnen hat sie Eigenständigkeit und einen sicheren emotionalen Boden, der sie trägt. Damit verbunden sind jetzt Lebensmut und Lebensfreude sowie emotionale Unabhängigkeit und ihre Ablösung von Mutter und Stiefvater. Aber der Preis, den Anna bezahlt, ist die Aufgabe von Bindungen, die ihr wichtig waren. – Gute Entwicklungen haben ihren Preis.

3. Stressüberflutung und die Folgen

Bettina und Peter

Peter schreibt über eine schwere Nierenerkrankung bei seinem Kind. Er ist 1948 geboren und arbeitet als Management-Entwickler, seine Frau Bettina, 1950 geboren, ist Primarlehrerin, der Sohn Josua wurde 1994 und die Tochter Rosina 1995 geboren.

Peters Bericht

Eine Rahmengeschichte – im Zeitraffer

Bettina und ich haben uns 1992 aufgrund einer Kontaktanzeige kennengelernt, im Alter von 44 bzw. 39 Jahren. Zwei schon beziehungserfahrene Menschen also, beide ohne Kinder. Wir haben uns ohne Zögern aufeinander zu bewegt und uns aufeinander eingelassen.

Im August 1993 haben wir geheiratet. Josua kam am 18. Januar 1994 auf die Welt. Bettina reduzierte ihr Pensum als Primarlehrerin. Im Herbst 1994 haben wir unser Haus in U. bezogen.

Bettina ist schon bald wieder schwanger geworden. Auffallend war, dass es Bettina im Vergleich zu der Schwangerschaft mit Josua nun permanent schlecht ging. Sie konnte nicht mehr arbeiten, war krankgeschrieben.

Am 12. Juli 1995 kam Rosina auf die Welt. Bettina ging es noch viel schlechter. Jetzt konnte sie nicht mehr richtig gehen. Die Untersuchungen ergaben, dass sie vermutlich während der Geburt einen Hirnschlag erlitten hatte. Es folgte eine Reihe neurologischer und anderer Untersuchungen bei sogenannten ärztlichen Koryphäen – alle ohne klare Diagnose. Nach wie vor wurden die Schwangerschaft und der Hirnschlag als Ursache für Bettinas Behinderung vermutet, aber ohne Erklärung dafür. Bettina wurde eine Reha-Kur in B. verschrieben – ohne positive Entwicklung. Dann erlitt Bettina eine Aphasie. Ich traf sie im Bett liegend an und sah, dass sie mir etwas mitteilen wollte – aber sprachlos geworden war. Die Aphasie legte sich zwar nach einigen Minuten – nun war uns aber schlagartig klar, dass hier eine Krankheit nach wie vor ihren unaufhaltsamen Lauf nahm.

Beim Neurologen im Universitätsspital machte ich jetzt (erst) unerbittlichen Druck. Ich machte deutlich, dass wir hier nicht mehr weggehen würden, bevor nicht geklärt sei, was mit Bettina los ist. Das hat gewirkt. Der Chefarzt flüchtete verunsichert, und eine junge Ärztin nahm sich Bettina an. Nach einer halben Stunde stellte sie fest, dass nie eine Lombalpunktion gemacht worden ist. Zwei Tage später hatten wir die Diagnose: Lyme-Borreliose im dritten (!) Stadium. Auslöser muss ein unbemerkter Zeckenbiss gewesen sein. Bettina war kurz vor dem Koma. Eine massive Antibiotika-Kur brachte sie ins Leben zurück. Geblieben sind schwere Nervenschädigungen, die Gehbehinderung verursachen und ein bleibendes Sturzrisiko mit sich bringen.

Gleichzeitig mit dieser schweren Erkrankung von Bettina und kurz nach der Geburt von Rosina kam dann der zweite Schicksalsschlag: Wir hatten schon länger bemerkt, dass Josua auffällig viel trank. Sein erstes Wort war nicht etwa Mama oder Papa, sondern Tee. Er nässte Unmengen und hatte immer Durst. Er machte sonst aber einen unauffälligen Eindruck, und wir ahnten nicht, dass ihm etwas fehlte. Eines Morgens allerdings gelang es uns nicht, ihn zu wecken, und wir brachten Josua schlafend ins Kinderspital. Nach drei Tagen Abklärung stand die Diagnose fest. Eine ganz seltene, genetisch vererbte Stoffwechselkrankheit, Zystinose, war die Ursache einer beginnenden schweren Nierenstörung bei ihm und einer damit verbundenen Rachitis. Die Behandlung von Josua konnte die Krankheit nur verlangsamen, nicht stoppen. Sie wird im Laufe seines Lebens andere Organe angreifen, aber zuerst seine Nieren vollständig zerstören, lautete der Bescheid.

Josua musste haufenweise Medikamente schlucken, insbesondere äußerst unangenehm schmeckende Elektrolyten, da seine Nieren diese nicht mehr rezyklieren konnten, und auch Cystamin, ein nach Schwefel riechender Eiweißbestandteil. Wir mussten Josua diese Mittel zwangsweise als Konzentrat mit dem Löffel einflössen. Kapseln konnte er noch keine schlucken. Jedes Getränk wurde damit ungenießbar – wir konnten es ihm auch nicht in den Tee einrühren. Er erbrach sich jeden Tag.

Bettina war krank – nach der Geburt von Rosina war sie über mehrere Wochen in der Rehabilitation. Peter hatte einen vollen Job und hat einfach funktioniert. Wie in Trance! Er kann heute nicht mehr richtig sagen, wie das wirklich ging.

Seit dieser Zeit verwirren sich unsere Kinder noch heute manchmal, wenn sie uns rufen: Peter ist Mama oder Pama und Mapa nennen sie uns beide.

Immerhin besserte sich der Gesundheitszustand von Bettina deutlich. Zwar stürzte sie häufig und verletzte sich teilweise massiv. Aber sie kam zu Kräften, und mit viel Physiotherapie gelingt es ihr, ihre Beweglichkeit immer wieder von Neuem zurückzuerobern.

Mit der medizinischen Betreuung von Josua am Kinderspital waren wir immer sehr zufrieden.

Josuas Krankheit nahm und nimmt aber ihren Lauf. Sein Wachstum bleibt zurück. Ihm wurden Wachstumshormone und EPO verabreicht, um ihn bei Kräften zu halten. Josua bekam einen Port für Infusionen, um ihn schnell versorgen zu können. Er bekam auch einen künstlichen Mageneingang, um ihm Zusatznahrung zu verabreichen. Entgegen der ursprünglichen Prognose, dass seine Nieren erst im Jugendlichenalter ganz versagen würden, war es dann schon im Alter von sieben Jahren soweit. Im Sommer 2000 zeichnete sich ab, dass Josua früher oder später an die Dialyse musste. Abklärungen ergaben, dass ich als Nierenspender in Frage komme. Ohne dass Josua vorher noch an die Dialyse musste, fand am 20. Februar 2001 die Nieren-Transplantation statt.

Es war ein Wunder. Acht Stunden nach der Operation war das Blut von Josua gereinigt. Die Niere funktionierte sofort. Josua war zwar aufgebläht von der Operation und sah aus wie ein Buddha; sein Gewebe war voll Wasser. Josua war mit Schläuchen und Drähten verkabelt. Einen ganzen Monat lebten wir mehr im Spital als zu Hause.

Ich war körperlich ziemlich mitgenommen und fuhr dann für drei Wochen zur Erholung. Josua hat den Eingriff aber gut überstanden. Bald wurde Josuas künstlicher Mageneingang beseitigt, dann auch der Port. Jetzt war er auch äußerlich ein unversehrter Junge. Er wuchs, erlangte eine kräftige Statur, wurde muskulös und strotzte vor Kraft. Statt Hormone bekam er nun Immunsupressiva und nach wie vor natürlich Cystamin.

Josua brauchte seine Medikamente alle sechs Stunden, viermal am Tag, auch um 2 Uhr in der Nacht. Seit es Bettina wieder besser ging, stand sie jede Nacht auf. Ich bin heilfroh, nicht aufstehen zu müssen.

Inzwischen kommt Josua (Sommer 2007) in die Sekundarschule (Mittelstufe). – Er kommt, für uns fast etwas zu schnell, in die Pubertät. Im Moment leben wir das Leben einer (fast) normalen Familie und hoffen natürlich, dass es noch lange so weitergehen möge.

Und dann ist da noch Rosina. Nicht ganz zufällig kommt sie auch hier zuletzt. Das war (mit Betonung auf der Vergangenheit) schon immer ihr Schicksal. Vor lauter Aufmerksamkeit, welche Josua zukam, stand Rosina immer ein wenig hinten an. Sie ist – ein riesiges Glück – ein physisch und psychisch gesundes Mädchen, jetzt elf Jahre alt, in der 5. Klasse. Eine große Freude! Wir sind uns sicher, sie hat diese Strapazen unbeschadet überstanden.

... und wie wir damit umgegangen sind

Zunächst: Die Krankheitsgeschichten haben uns ereilt in einer noch jungen Phase unserer Beziehung, aber in nicht mehr ganz jungen Jahren. Verliebt, Familie gerade gegründet, beruflich stabile Situation, Haus gekauft ... eigentlich in einer Phase von Stärke. Es war unser zweites Leben, wir waren schon gereift.

Wir mussten nie das Gefühl haben, an diesen Schicksalsschlägen selbst schuld zu sein. Obwohl bei Josua natürlich unsere Gene ein unwahrscheinliches Spiel gespielt haben (es gibt in der Schweiz nur sechs Kinder mit Cystinose, gemäß Statistik in den USA nicht mehr als 200).

Wir hatten auch nie das Gefühl – oder die Furcht, mit diesem Schicksal für etwas zu büßen.

Wir hatten auch nie das Gefühl, jemand anderer sei schuld. Nicht einmal unsere Medizin, die hier ganz sicher versagt hatte, musste uns als Sündenbock dienen. Auch wenn wir auf einige der Ärzte von Bettina sehr wütend waren und für den zukünftigen Umgang mit Ärzten daraus viel gelernt haben.

Ich hatte nie das Gefühl, das ist »die Krankheit von Bettina« oder »die Krankheit von Josua«, es war vielmehr »unsere Krankheit«, mit der wir gemeinsam umzugehen hatten.

Diese Krankheiten sind ein Teil unseres Lebens (und nicht unseres Leidens und Sterbens) geworden. Wir haderten nie und tun das auch heute im Rückblick nicht. Es war uns immer klar, dass das Leben zu viele Möglichkeiten des Unglücks feilbot, als dass wir uns hätten beschweren können.

Ganz früh in der Geschichte der Krankheit von Josua hatten wir eine wichtige Erkenntnis: Wir wussten um viele mögliche zukünftige Entwicklungen dieser Krankheit. Und wir haben uns vorgenommen, diesen möglichen Zukünften nicht in der Gegenwart schon Tür und Tor zu öffnen. Wir nahmen uns vor, im Hier und Jetzt zu leben und nicht vorwegzunehmen, was da noch an Unvermeidlichem kommen möge. Heute sehen wir Josua wachsen und leben – noch ganz unbehelligt von Dingen, die noch gar nicht da sind. Und genießen jeden Tag, welcher noch so ist!

Wir erlebten interessanterweise das Unglück auch nicht einfach als solches – eher als Glück im Unglück. Wir fragten uns vielmehr, wie wir uns in diesen Umständen helfen resp. uns helfen lassen könnten. Wir erlebten unsere Umgebung als hilfreich und unterstützend. Wir erlebten, dass Liebe und Zuneigung nicht unter dieser Belastung brachen – sondern trugen. Wir erlebten viele ganz stark verbindende Geschichten und Gefühle. Vieles von dem ist nicht mehr wegzudenken und ist das gemeinsame Kapital unserer Beziehung und unserer Freundschaften. Auch wenn wir nicht wissen, was noch auf uns zukommt, und wenn wir nicht wissen, wie viel Kraft uns dafür noch bleibt, gibt es da doch ein Wissen um unsere erstaunliche Stärke.

Wir haben nie »Ratschläge« gesucht. Wir haben deshalb Patienten- und Eltern-Vereinigungen gemieden – welche ganz stark diesen Anspruch haben und für diesen Zweck gegründet worden sind. Auch den »Erfahrungsaustausch« mit betroffenen Eltern aus ganz anderen sozialen Kontexten haben wir eher gemieden. Wir haben die Erfahrung gemacht, dass Eltern, die große Schwierigkeiten im Umgang mit der Krankheit ihres Kindes erleben, nicht mit Ratschlägen geholfen werden kann, sondern dass Hilfe ganz stark mit der inneren Haltung betroffener Menschen der Krankheit und dem Leben gegenüber zusammenhängt. Darauf konnten und wollten wir nicht Einfluss nehmen, das ist Sache professioneller Beratung.

Wir selbst nahmen professionelle Beratung in Anspruch: Wir waren dankbar, dass die Familientherapeutin Rosmarie Welter-Enderlin bereit war, uns zu begleiten.

Ich erlebte – auch im Zusammenhang mit einer beruflich schwierigen Situation – eine Phase großer Erschöpfung, die nun aber wohl überwunden ist. In diesem Zusammenhang ließ ich mich psychologisch und beruflich begleiten.

Wir suchten allerdings immer lösungsorientierte Beratung – nicht Vergangenheitsbewältigung, welche in Verantwortlichkeiten von anderen endet – sondern Lösungen im Hier und Jetzt.

Von unserer langjährigen Therapeutin haben wir gelernt, unseren Eingebungen (unseren »Ressourcen«) zu vertrauen und immer wieder den Bedürfnissen unserer Paarbeziehung Aufmerksamkeit zu schenken. Das war und ist wohl eine der wichtigsten Erfahrungen: So etwas hält nur eine starke Beziehung zweier sich vertrauender Menschen aus, und diese Stärke braucht fortwährend umsichtige Pflege: Wir haben immer wieder (und doch nie wirklich genug) Inseln für uns zwei gesucht. Die wunderbare Einrichtung des Dialyselagers des Kinderspitals hat uns jährlich eine Woche Ferien geboten, und Bettina hat immer wieder für kulturelle Ausflüge zu zweit gesorgt.

Wir haben viel Verständnis und tragende Beteiligung durch unsere Freunde und unsere Familien erlebt. Wir haben mit unseren Freunden unser Erleben ausgetauscht. Wir haben die Fäden zu unseren Freunden gepflegt, sie eingeweiht in unsere Geschichten. Wir haben ihre Beteiligung, ihr Einfühlen, ihre Unterstützung angenommen. Das konnte Bettina noch viel besser als ich. Auch mein berufliches Umfeld hat mit Anteilnahme und Unterstützung reagiert.

Wir hatten Glück (und Verstand) in der Wahl unseres nachbarschaftlichen Umfeldes. Eine offene Siedlung mit vielen Familien, mit Kindern in ähnlichem Alter, bot uns sehr viel Unterstützung und konkrete nachbarschaftliche Hilfe.

Wir haben uns bei unseren Freunden für ihre Unterstützung auch immer wieder bedankt – unmittelbar nach der geglückten Transplantation auch mit einem gelungenen Ritual. Wir haben unser Haus für zwei Tage aufgemacht – ein »Open House« – und ermöglichten so sehr vielen Menschen, uns zu besuchen – und auch unsere anderen Freunde zu treffen. Wir gewährten ihnen Einblick in unsere wiedergewonnene Stabilität und bewirteten alle reichlich.

Einladung zur Feier der geglückten Nierentransplantation von Josua

An unsere Freunde
Wir sind angekommen! An der anderen Seite des Tals. Josua ist voller Energie und Lebensfreude. Mir tut's fast nicht mehr weh. Bettina darf wieder im eigenen Bett schlafen. Und Rosina hat ihre Familie zurückbekommen. Es grenzt an ein Wunder, ist aber wahr – und wir hoffen, dass die Niere bleibt.

Wir möchten Euch ganz herzlich danken! Wir haben von Euch so viel Zuwendung, Unterstützung und Anteilnahme gespürt und erlebt. Wir fühlten uns aufgehoben und getragen. Und das hat es uns leicht gemacht, Mut neben der Angst zu haben.

Wir möchten unser Ankommen in einem neuen Lebensabschnitt mit Euch feiern! Am Wochenende vom 25. und 26. Mai 2001 ma-

chen wir alle Türen und Fenster auf und hoffen, möglichst viele von Euch bei uns zu haben.

Herzlichst,
Peter und Bettina, Josua, Rosina

Kommentar

Bettina ist eine liebenswürdige, strahlende Frau, die bei unserer ersten Begegnung fröhlich auf mich zukommt. Dass sie hinkt und offenbar körperlich beeinträchtigt ist, sehe ich erst auf den zweiten Blick.

Erst später, seit ich aufgrund einer eigenen medizinischen Fehlbehandlung, die eines meiner Beine teilweise gelähmt hat, hellwach und aufmerksam auf körperliche Beeinträchtigungen von Patienten reagiere, wird mir das Ausmaß von Bettinas körperlicher Beschädigung deutlich.

Jahrelang wurden Bettinas unsicherer Gang und ihre gelegentlichen Stürze durch Ärzte in der Klinik sowie in der Gemeinde mit abenteuerlichen Fehldiagnosen quittiert. Dass solche falschen Diagnosen fast immer im Bereich der »Psychosomatik« angesiedelt sind, welche die »Schuld« an ihrer Symptomatik der Patientin selbst zuweisen, ist eine gängige Erfahrung. Die kommunikative Zwickmühle, welche sich daraus für Patientin oder Patient ergibt, ist eindrücklich. Folgende Varianten beobachte ich:

Erste Variante: Wenn die Patientin das widrige Geschehen zu normalisieren oder zu bagatellisieren versucht, weil sie gesund sein will, werden ihr (von Medizinern, die ein oberflächliches Wissen von Psychologie haben) schnell einmal Charaktereigenschaften zugewiesen, die mit »Verdrängung« zu tun haben.

Na und, sage ich als Psychotherapeutin dazu. Was ist falsch daran, wenn eine Patientin sich weigert, rund um die Uhr bloß unter dem Aspekt einer körperlichen Beeinträchtigung aufzutreten? Und wer leidet, wenn sie Abscheu zeigt vor solchermaßen einseitigen Zuschreibungen? Die behandelnden Ärzte etwa? Auch da liefert ihnen ein banales Verstehen von Psychologie Schützenhilfe: Die Patientin sei hysterisch, heißt es dann, mündlich und im Krankenbericht. Der Begriff der Hysterie muss dann nicht näher definiert werden, weil volkstümliches Verstehen davon zu genügen scheint.

Die *zweite Variante* der Zwickmühle ist, dass ein Mensch sich der Definitionsmacht des medizinischen Establishments unterwirft und sich genau so definiert, wie »Experten« ihn definieren. In Bettinas Fall hieße das, sich an die Zuschreibungen der Mediziner zu halten und keine eigenen Schritte zu unternehmen, die von diesen nicht empfohlen und anerkannt worden sind. Das würde bedeuten, eher unter als über ihren Möglichkeiten zu leben, auf keinen Fall aufzufallen mit eigenständigen Unternehmungen und stets dankbar zu sein für klare Anweisungen, an die sie sich halten kann – oder sie vielleicht auch durch Gegengutachten unterlaufen kann.

Bettinas Entscheidung: Im klaren Wissen um die beschriebenen Möglichkeiten wählt Bettina jene, die mit Selbständigkeit verbunden ist und keine Schuldzuweisungen vorsieht – weder an sich selber noch an die Fachleute. Der Vorteil dieser Entscheidung liegt auf der Hand: Es müssen keine Sündenböcke gefunden werden, und Bettina trägt selber die Konsequenzen ihrer Entscheidungen. Das ist nicht immer die einfachere Variante, weil zum Beispiel Ärztinnen oder Ärzte, deren Kompetenz überfordert wird von einer mündigen Patientin, säuerlich reagieren können auf solche Selbständigkeit.

Eine große Unterstützung in dieser Lage ist Bettinas Ehemann Peter. Die *Resilienz* der beiden zeigt sich darin, dass sie eindeutig und überzeugt die Vorgehensvariante wählen, welche immer wieder neue Handlungsfreiräume für beide öffnet. Deutlich wird mir als ihre Begleiterin, dass sie kein Interesse haben, in den Ärzten Sündenböcke zu suchen für uneindeutige Diagnosen oder widersprüchliche Handlungsanweisungen, weil sie eigenständig mitdenken und keine großen Erwartungen haben an die Medizin. Ich lerne viel von ihrem Modell für meine eigene Situation!

Stärken

Nachdenklich frage ich mich: Wie und wo haben Bettina und Peter die Stärke gefunden, mit den vielen Belastungen gut umzugehen, die sie in den letzten Jahren trafen? Es ist ja nicht allein die Geburt eines beeinträchtigten Kindes, die sie erschüttert hat. Peter erlitt damals einen Herzinfarkt, der Rehabilitation erforderte. Als ich Bettina zum ersten Mal sah, war ihr Gang unsicher, auch wenn ihr strahlendes Lächeln kaum vermuten ließ, dass sie durch eine partielle Lähmung der Beine schwer beeinträchtigt war. Als mich dann eine aufgrund falscher medizinischer Behandlung induzierte Peroneus Parese selbst betraf, war ich bereit, Bettina mit meiner Kenntnis von neurologisch geschulten Ärzten alle Informationen, zu denen ich Zugang hatte, zukommen zu lassen.

Vor allem ermutigte ich die beiden als Paar, Hindernisse im Alltag zu überwinden, indem ich mit ihnen zusammen Schlüsselprozesse identifizierte, die ihnen erlaubten, erfolgreich mit gesundheitlichen Beeinträchtigungen umzugehen. Das hieß vor allem, Unterstützung und Hilfe von jüngeren Frauen aus dem nahen Ausland anzunehmen, welche Bettina und die Kinder als Familienhilfen im Alltag mit ihrer Hilfsbereitschaft und Fröhlichkeit unterstützten.

Die Arbeit von Michael Rutter (1987) hat zu der Erkenntnis geführt, dass es bei der Entstehung von Stärken bzw. Resilienz auf die *Interaktion zwischen Anlage und Umwelteinflüssen* ankommt. Nachdem die Forschung ein breites Spektrum widriger Lebensumstände – z. B. das Aufwachsen in Armut, die Konfrontation mit einer chronischen Krankheit, die Erfahrung katastrophaler Lebensereignisse oder das Erleben von Traumata und Verlust – in den Blick genommen hat, versteht man nun Resilienz von der *Wechselwirkung* zwischen einer Vielzahl langfristiger Gefährdungs- und Schutzprozesse her, in denen sich individuelle, familiale und soziokulturelle Einflüsse bemerkbar machen: Die Verwundbarkeit des Individuums oder der Einfluss belastender Lebensbedingungen könnten durch positive, vermittelnde Einflüsse ausgeglichen werden, ist die wesentliche Annahme. Diese Erkenntnis half mir, das Paar Bettina und Peter immer wieder zur Nutzung von Paar-»Inseln« anzuregen.

Mein persönlicher Eindruck zur Lage dieses Paares: Peters Sensibilität, mit der er seine eigenen Bedürfnisse und diejenigen seiner Frau und seines nierenkranken Sohnes wahrnahm und unterstützende Hilfsbereitschaft zeigte, hat auf die Familie immer wieder beruhigend gewirkt. Peter hat die Bereitschaft, kompetent, fürsorglich und in Arbeit und Liebe erfolgreich zu sein. Er kann erstaunlich offen über seine Gefühle reflektieren. Eine gewisse »Behäbigkeit«, die sich auch in seinem Körperbau abbildet, zeichnet ihn aus. Man kann sich vorstellen, wie seine Kinder auf ihm herumklettern, ohne Angst, er könne zerbrechen.

Typisch für Bettina und Peter sind auch signifikante Beziehungen zu Menschen außerhalb der Familie. Selbst wenn diese Menschen in die Nähe eines psychischen Zusammenbruchs kamen – wie eine von Peters Chefinnen, als die Wellen einer kritischen Arbeitsituation über ihr zusammenschlugen –, bewährte sich Peters Stärke. Entscheidender Faktor bei der Bewältigung widriger Umstände sind sein Humor und die Fähigkeit, über Dinge zu lächeln, die nicht zu ändern sind.

Ebenfalls wichtig ist die *Entwicklungsperspektive*, wenn man die Widerstandsfähigkeit einer Familie verstehen und fördern will. Familien schlagen immer wieder neue Wege zu Widerstandsfähigkeit ein, wenn Herausforderungen an sie gestellt werden. Wenn mehrere Stressoren zusammenkommen, wie im vorliegenden Fall, kann dies zur Erschöpfung der familialen Ressourcen führen. Wie sich eine Krise auswirkt, kann auch davon abhängen, zu welchem Zeitpunkt sie im individuellen und familialen lebenszyklischen Übergang eintritt. Erfahrungen mit Geschichten von ungünstigen Lebensumständen und die Reaktion der Familie darauf können verheerende Erwartungen generieren, aber auch beispielhaft vorführen, wie man Schwierigkeiten überwindet (Walsh 1999, S. 50).

Verschiedene Wege zu Widerstandsfähigkeit bzw. Resilienz

Stressoren erwachsen meistens *nicht* einfach aus einem kurzfristigen, einmaligen Ereignis, sondern bilden ein komplexes Bündel von wechselnden Bedingungen, die eine Geschichte haben und einen zukünftigen Verlauf nehmen (Rutter 1987). Familiale Resilienz impliziert, dass eine Familie im Laufe der Zeit verschiedene Anpassungswege geht und sich zunächst dem am Horizont drohenden Ereignis nähert, dann zerrüttende Übergänge durchmacht und in den unmittelbaren Auswirkungen Schockwellen erlebt, bis sie gelassen zu einer langfristigen Neustrukturierung findet. Mit dieser Sichtweise lassen sich die Wege dieser Familie gut charakterisieren.

Peter schreibt zum Thema Spiritualität

Ich bin trotz starker protestantischer Prägung nicht religiös, und kirchliche Gemeinschaften bedeuten mir gar nichts. Für Bettina ist die religiöse Geschichte etwas weniger klar. Auch für sie sind jedoch die Kirche und der Glaube im engeren Sinne keine Quelle der Kraft.

Vielmehr ist unsere gemeinsame Grundlage eine Zuversicht, ein Vertrauen in die Potenziale der Menschen, es ist eigentlich ein Glaube an das Wunder Mensch (allerdings nie ohne gleichzeitig die enormen negativen Potenziale mitzudenken). Wir haben das Glück und die Fähigkeiten, eine tief vertrauensgestützte Beziehung zu leben. Das ermöglicht uns, gleichgewichtige Beziehungen zu anderen Menschen zu finden und zu knüpfen, von denen viel tragende Nahrung kommt. Wir sind nicht allein! Es ist Bettina, die das ermöglicht und verkörpert, viel stärker noch als ich. Aber ich schwinge darin vollständig mit.

Auch ist das Leben, das wir führen, Wunder genug. Wir brauchen wirklich nicht mehr – haben aber auch keinen Anspruch auf mehr. Es ist eine Art Demut vor dem Glück, in einer unglaublich »reichen« Zeit, an einem unglaublich privilegierten Ort unglaublich sinnliche Erfahrungen machen zu dürfen. Das sind bei aller Trauer und Angst unsere Quellen der Kraft. Anders kann ich es mir kaum vorstellen. Und wenn wir ein wenig Glück haben, dann fällt uns der Himmel nicht auf den Kopf.

Kommentar

Die Frage, wie es kommt, dass Bettina und Peter so mutig und so phantasievoll mit ihrem Schicksal umgegangen sind und umgehen, bewegt mich jedes Mal, wenn ich mit ihnen zu tun habe oder ihre Berichte lese. Ich fühle mich privilegiert, dass sie mich in ihr Leben geschlossen haben und mich daran Anteil nehmen lassen.

Das, was meine amerikanischen Kollegen, Froma Walsh und John Rolland, in deren Haus in Chicago ich mich aufgehoben fühle, als Stärken von Beratenden beschreiben, nennen sie »An Integrative Treatment Model«. Integrativ ist der Zugang von Walsh und Rolland zum realen und zum emotionalen Netz von Menschen, die vielfältige Lasten tragen und sich daran entwickeln, statt zu zerbrechen. Tatsächlich zeigt die Hartnäckigkeit und Freundlichkeit von Bettina und Peter im Umgang mit dem medizinischen Establishment, wie gut sie mit Stress umgehen. Mit ihrer Arbeit versuchen die Psychologin Walsh und der Mediziner Rolland auf die Bedürfnisse von Menschen einzugehen, die *nicht* im Hauptstrom von medizinischen und psychologischen Kategorien schwimmen, sondern durch ihre Erfahrung mit außergewöhnlichen Krankheiten und Lebensbedingungen irgendwo am Rand sind. Ich denke mir, dass sich etliche der Menschen, die hier berichten, zu ihnen zählen.

Wenn es sich dabei um Paare oder ganze Familien handelt, ist es von größter Bedeutung, dass uns Beobachtern eine geistige Landkarte zur Verfügung steht, die über den Zugang zur Patientin oder zum Patienten hinaus Möglichkeiten erschließt, welche sowohl Einzelne und ihre seelischen und körperlichen Bedingungen als auch ihr psychosoziales Umfeld erfahrbar machen. Der »systemtherapeutische« Zugang eignet sich bestens dafür. In ihren Publikationen stellen Froma Walsh (1999) und John S. Rolland (1994) solche Zugänge dar und illustrieren sie mit eindrücklichen Beispielen aus Praxis und Forschung.

Nachtrag von Peter, Mai 2008

Inzwischen hat unsere Geschichte ein neues Kapitel aufgeschlagen. Josua ist nach dem Wechsel in die Sekundarklasse A in eine tiefe Krise gefallen. Nicht nur war er vom Leistungsdruck in der ersten Phase der Sekundarstufe völlig überfordert, dazu kam ein sehr heftiger Pubertätsschub, der unsere ganze Familie enorm belastete. Josua ging praktisch nicht mehr zur Schule, es war ihm jeden Morgen schlecht, er pendelte zwischen totaler Ablehnung und totaler Suche nach Nähe. Er hielt sich kaum mehr an Vereinbarungen, verfiel dem »Gamen«, begann mit Kiffen und Rauchen.

Wir haben Hilfe beim Kinderpsychiatrischen Dienst gesucht – und unter anderem ein interessantes Seminar über gewaltlose elterliche Präsenz nach Haim Omer besucht. Vonseiten der Schule hatten wir kaum Unterstützung.

Nach vielen Anläufen ist es schließlich gelungen, Josua in der Psychosomatischen Therapiestation des Kinderspitals in Zürich unterzubringen. Dort ist er jetzt seit sechs Wochen sehr gut aufgehoben. Es geht ihm deutlich besser, und wir sind zurzeit zuversichtlich, dass das für ihn eine gute Wende nehmen wird. Uns hat das alles wieder mal nah an den Abgrund gebracht!

Bettina hat sich zu allem hinzu noch eine Kniescheibe gebrochen. Zurzeit holen wir wieder etwas Atem.

Kommentar

Wenn ich die Geschichte dieses Paares nochmals lese, bin ich einmal mehr berührt von der Tapferkeit, mit der sich beide einem Schicksal stellen, das sich so niemand wünschen kann. Wie bei keiner anderen erzählten Geschichte habe ich hautnah erlebt, wie das Auf und Ab der vielen Krankheiten in der Familie an den Kräften zehrt. Beeindruckend finde ich den Mut, mit dem sich Bettina und Peter Freunden und Bekannten gegenüber auch in schlimmen Zeiten geöffnet haben. Das ist nicht selbstverständlich! Aber es verweist auf ein zentrales Thema in der Bewältigung dramatischer Lebensereignisse: sich öffnen, die eigene Verletzbarkeit deutlich machen, und gleichzeitig die Paarbeziehung stärken und damit eine Stabilität erleben, welche tröstlich ist für alle, die an dem Schicksal Anteil nehmen.

Zu dieser Haltung und diesem Vorgehen passt wunderbar das Ritual zur Feier der geglückten Nierentransplantation von Josua.

Damit erfüllt das Paar eine wichtige Voraussetzung für den Umgang mit massivem Stress. Die beiden binden Verwandte und Freunde in ihre Erfahrungen mit »der wiedergefundenen Stabilität« nach tiefer Krise ein. Sie schenken den Teilnehmenden Einblicke in diese wiedergewonnene Stabilität, und sie lassen sie Anteil nehmen am Weg, der dazu geführt hat. Auch wenn das Erreichen der »anderen Talseite« noch nicht das Ende der traumatischen Erfahrungen dieser Familie ist, gelingt das Ritual des Dankens und Feierns und des Ankommens in einem neuen Lebensabschnitt wunderbar.

Als Beraterin, die mitgefiebert hat bei vielen belastenden Erfahrungen von Vater, Mutter und zwei Kindern, fühle ich mich erlöst von Ängsten, die auch mich berührt haben, und bin dankbar für den guten, neuen Lebensabschnitt dieser Familie.

4. Leben mit Krebs

Brigitta

Brigittas Geschichte

In meinem bisherigen Leben – ich bin 64-jährig – gab es immer wieder widrige Umstände, die ich meistern musste, und die mich oft an meine psychischen und physischen Grenzen gebracht haben. Zum einen war da meine Scheidung nach 20 Ehejahren, fünf Jahre später meine Erkrankung an Brustkrebs. Und beide Male ging es darum, die neue Lebenssituation anzunehmen, die Trauer über den Verlust der Beziehung zum einen und der Gesundheit zum andern zu verarbeiten und für Neues zu nutzen.

Ich war 53 Jahre alt, als mich wie ein Blitz aus heiterem Himmel die Diagnose Brustkrebs traf. Noch im Behandlungszimmer der Gynäkologin, die mir die Hiobsbotschaft mitteilte, brach ich vor Verzweiflung und Angst zusammen. Die Ärztin stand hilflos daneben und wusste nichts Tröstlicheres zu sagen, als so einen großen Tumor hätte sie noch nie gesehen. Auf die Idee, mir ein Beruhigungsmittel zu verabreichen, kam sie nicht. So musste ich mich ohne ihre Hilfe wieder emporrappeln. Nach einiger Zeit der Erholung kamen mir unerwartete Kräfte, trotzige Kräfte, und ich musste handeln. Ich gab der Ärztin fast mechanisch den Auftrag, mir sofort ein Zimmer im Spital zu organisieren und die Operation in die Wege zu leiten. Tags darauf wurde ich bereits operiert.

In den Tagen danach lag ich apathisch und psychisch zerstört in meinem Spitalbett. Ich erhielt immer wieder Besuch von meinen drei Söhnen, die mir zu spüren gaben, wie sehr auch sie die Diagnose Krebs bei ihrer Mutter getroffen hat. Ihre zuversichtliche Haltung – das schaffen wir doch! – machte mir richtiggehend Mut. Meine Freundinnen und Freunde und die wenigen Verwandten, die ich habe, klopften scheu und verunsichert an meine Zimmertür und kamen manchmal zu zweit, um nicht allein der armen Krebskranken ausgeliefert zu sein. Ein Freund kam vorbei, legte einen Blumenstrauß auf mein Bett, stotterte ein paar freundliche Worte und verschwand fünf Minuten später auf nimmer Wiedersehen.

Der Schock und die Angst, die im Zusammenhang mit Krebs unweigerlich die Auseinandersetzung mit Krankheit, Sterben und Tod fordern, ist nicht jedermanns Sache. Vor allem, wenn man das zum ersten Mal erlebt. Ich spürte das natürlich und kann es niemandem übel nehmen. Aber weh tut es schon, wenn man durch die Krankheit plötzlich stigmatisiert und zum »outcast« wird. Dann war da aber auch der Telefonanruf meiner einzigen noch lebenden Tante: Vergiss nicht, du hast russisches (jüdisches) Blut in dir!, sagte sie und erinnerte mich daran, dass alle meine russischen Verwandten Unglaubliches durchlitten, aber auch gemeistert hatten. Dieser Satz wurde mir zu meinem neuen Lebensmotto und ist es bis heute geblieben.

Nach meiner Scheidung hatte ich zum ersten Mal erfahren, was es heißt, aus eigenen Kräften neuen Lebensmut zu mobilisieren und vielleicht sogar ein unbelastetes und selbstbestimmtes Leben führen zu können. Jetzt, hier im Spitalbett, scheinbar dem Schicksal hilflos ausgeliefert, erlebte ich zum ersten Mal, wie plötzlich in einer widrigen Situation Kraft in mir wuchs. Ich beschloss, sofort nach meiner Entlassung aus dem Krankenhaus drei Dinge in Angriff zu nehmen:

Zum einen: Wir werden eine Familientherapie beginnen. Mein Exmann musste an seine Verpflichtungen als Vater erinnert werden. Ich wusste ja nicht, wie es bei mir weitergehen würde, und im Gespräch am runden Tisch sollten wir Eltern und die drei Söhne im Alter von 27, 23 und 16 Jahren die Gelegenheit bekommen, über Ängste und Nöte zu sprechen und wenn möglich diese abzubauen. Die Aktion war erfolgreich, und nach den Therapiesitzungen konnten wir sogar wieder zusammen zum Nachtessen gehen.

Zum anderen: Ich wohnte damals noch zusammen mit meinem jüngsten Sohn in unserem ehemaligen Familienhaus in einem Vorort von Zürich. Die beiden Großen waren schon längere Zeit ins Erwachsenenleben ausgezogen. Ich beschloss, sofort mein Haus zu verkaufen und mit dem jüngsten Sohn in die Stadt zu ziehen. Der Unterhalt des Hauses und die Pflege des großen Gartens würden mir bald zu viel werden. Mein Sohn war begeistert von der Idee – wir bauen uns eine WG.

Ich fand überraschend schnell eine wunderschöne Wohnung in Zürich in einem Quartier, in dem es uns beiden wohl sein würde. Die Aussicht auf ein neues Leben in der Stadt und eine Wohnung, die ich nun nach eigenem Geschmack einrichten konnte, beflügelte mich. Und obwohl alle Freundinnen und Freunde zur Vorsicht mahnten, mich jetzt doch nicht zu überfordern und auf meine reduzierten Kräfte während der Chemotherapie Rücksicht zu nehmen, begann ich mit Elan, das

Familienhaus auszuräumen und den Umzug in Angriff zu nehmen. Ein paar gute Freundinnen halfen mir dabei. Die Krankheit hatte in meinem emsigen Treiben kaum noch Platz, und ich begann, mit Zuversicht in die Zukunft zu sehen.

Zum Dritten: Mir war klar, dass ich, zumal ich Historikerin bin, unbedingt noch das Millennium erleben wollte. Vier Jahre waren es noch bis zur großen Jahrtausendwende, und mich dünkte es damals in meinem unpersönlichen Spitalbett verwegen, diese Forderung an mein Schicksal zu stellen. Trotzdem: Mithilfe meiner wunderbaren Onkologin und nach vielen Gesprächen mit meiner einfühlsamen Psychotherapeutin wuchsen allmählich in ganz kleinen Schritten im Laufe der nächsten Jahre mein Selbstbewusstsein und mein Vertrauen in meinen (lädierten) Gesundheitszustand. Vier Jahre später konnte ich die Milleniumsnacht dankbar und heiter im Kreis meiner Freundinnen und Freunde verbringen.

Als sich dann aber die ersten Metastasen zeigten, war es mit meinem psychischen Gleichgewicht wieder einmal vorbei. Ich sah nur noch schwarz und verspürte tiefste Ohnmacht. Diesmal war es die Lukasklinik in Arlesheim mit ihren anthroposophisch geschulten, kompetenten und vor allem sensiblen Ärztinnen und Ärzten, die mir wieder auf die Beine half. Verzweifelt wie ich war, floh ich in die Klinik, um mir dort Hilfe zu holen. Und ich bekam sie. Die Ärztin, die mich damals in Empfang nahm, gestand mir später, nicht mein physischer, sondern mein desolater psychischer Zustand hätte ihr damals Sorgen bereitet. Bei ihrem ersten Besuch in meinem Spitalzimmer drückte sie mir ein weißes Papier in die Hand und bat mich, zehn Sätze aufzuschreiben, die alle mit den Wörtern »Ich will ...« beginnen. Kraftlos wie ich war, konnte ich mir in diesem Moment kaum vorstellen, noch Wünsche an mein Leben richten zu dürfen. Trotzdem schrieb ich den ersten Satz: Ich will nach Namibia. Der Zufall wollte es, dass meine Ärztin eine große Namibiakennerin war und fast jedes Jahr mit ihrem Mann dorthin fuhr. Da ich nun drei Wochen lang in Arlesheim zur Erholung blieb, zeigte sie mir Namibiabücher, organisierte einen Diaabend für uns Patientinnen und Patienten, der uns die Schönheit dieses südafrikanischen Landes vor Augen führte und meinen Wunsch, auch mal dorthin zu fahren, stärkte. Selbstverständlich betreut die Lukasklinik ihre Patienten und Patientinnen medizinisch-onkologisch; daneben haben aber alle Therapien, welche die Klinik anbietet, die Aktivierung und Stärkung der Selbstheilungskräfte zum Ziel. Dazu gehören Bewegung, Malen,

Musizieren, Heilmassagen, Lichttherapien. Sie alle harmonisieren, beruhigen und kräftigen den kranken Körper.

Während der nunmehr zehn Jahre, in denen ich gelernt habe, mit meiner inzwischen chronischen Krankheit zu leben und mich nicht allzu sehr durch die 14-tägigen Untersuchungen und Infusionen niederdrücken zu lassen, gab es immer wieder Lebenssituationen, die mich aus der Bahn warfen und an denen mein seelisches Gleichgewicht für kurze Zeit zerbrach. Dann musste ich Dinge bewältigen, die auch gesunde Menschen in meinem Alter bedrohen können. Die Pensionierung zum Beispiel, der Abschied von meinen Studentinnen und Studenten, die ich so sehr liebte und die mir als Dozentin Lebensinhalt und, wie ich meinte, Lebensberechtigung gaben. Überhaupt: Verluste aller Art, bis hin zum Tod unserer geliebten Hauskatze, die eingeschläfert werden musste und in meinen Armen verstarb. Wie kann ich neue Kräfte mobilisieren, wo rundum so viel Verlust und Trauer zu verarbeiten sind? Mein persönliches Heilmittel heißt: Reisen! In Begegnung mit fremder Kultur und fremden Kulturen spüre ich, wie ich Energie auftanken kann. Die Vorbereitungen auf eine neue Reise, und wenn es auch nur Stippvisiten von wenigen Tagen sind, wollen sorgfältig getroffen werden. Der Gang ins Reisebüro oder an den Ticketschalter, in die Reisebuchhandlung oder Recherchen im Internet gehört dazu. Da erlebe ich wieder lustvoll Vorfreude, da spüre ich Neugierde auf Kommendes.

Und so lässt es sich trotz widriger Umstände ganz ordentlich leben. Ich habe Vertrauen in mich gewonnen, in der Gewissheit, dass ich mich jeweils wieder ganz gut und immer besser aus depressiven Phasen befreien kann. Ich teile meinen Tag wirklich nach Lust und Laune ein, distanziere mich von Menschen und Situationen, die mir nicht gut tun, und verwöhne mich bewusst selbst mit kleinen Geschenken: Bücher stehen oben auf der Wunschliste, dann aber vor allem auch Karten in Konzerte, in die Oper oder das Schauspielhaus. Gerade eben habe ich mir ein Jahresabonnement für das Kunsthaus geleistet.

Kommentar: Familismus

Die Forschung zu Resilienz im Umgang mit chronischer Krankheit wurde bisher vermutlich zu sehr auf Individuen konzentriert (Rolland 1994). Das vorliegende Beispiel zeigt, dass auch eine allein lebende Frau Unterstützung vom beständigen Kontakt mit wichtigen Bezugspersonen, vor allem ihren Söhnen, gewinnt. Die Erfahrung von Brigitta entspricht zahlreichen Forschungsergebnissen, auch jenen von Rolland (1994) sowie meiner eigenen Untersuchung (Welter-Enderlin 1989). Beim Blick auf schützende Faktoren im Individuum wie auch in seinen Lebensumständen spielt die Vernetzung eines Menschen mit seinem nahen und weiten Umfeld eine zentrale Rolle.

Wenn der Begriff Resilienz als Prozess der Interaktion mit bedeutsamen Bezugspersonen verstanden wird, nehmen wir eine *Doppelperspektive* wahr, in deren Zentrum ein Individuum und seine Vernetzung mit der Welt, in der es lebt, angesiedelt ist. Quellen von Unterstützung wie auch von Belastungen müssen also über die Familie bzw. die unmittelbaren Bezugspersonen hinaus gesucht werden. Im vorliegenden Beispiel fällt auf, wie die erzählende Frau selbst diese Doppelperspektive einnimmt: Einerseits erzählt sie von ihrer persönlichen Situation, zu der Schock, Angst und die Sehnsucht nach Trost gehören, anderseits vertraut sie ihren erwachsenen Söhnen, darauf, dass diese auch in den härtesten Zeiten von Ungewissheit bei ihrer Mutter bleiben. Froma Walsh (2006, S. 52) schreibt:

> »Wenn man einschätzen will, welche Auswirkungen belastende Ereignisse haben, muss man unbedingt der Frage nachgehen, wie die Familie bisher damit umgegangen ist, d.h. man muss auf eine proaktive Haltung, unmittelbare Reaktionen und langfristige ›Überlebensstrategien‹ achten.«

Als jemand, der von den beschriebenen Situationen persönlich betroffen ist, will ich hier ein warnendes Wort einfügen. Die Antwort auf die Frage, »wie die Familie mit schwierigen Ereignissen umgegangen ist in der Vergangenheit« (Walsh 2006), ist für Professionelle zwar gut zu kennen, kann aber für die Betroffenen auch eine Belastung sein. Welche Geschichten zu früher überwundenen Schwierigkeiten eine Familie zu erzählen hat, mag für Berater interessant sein. Wer aber selbst von einem kritischen Ereignis betroffen ist, mag eine solche Perspektive, deren Hintergrund mit Blick auf die Familie als Familismus bezeichnet werden kann, nicht unbedingt schätzen.

Im eigenen Leben mache ich die Erfahrung, dass die Überschüttung meiner Familie mit diagnostischen Informationen zu meiner Krankheit, welche aus dem Internet stammen (und die niemand von uns selbst erfragt hat), eine unangenehme Belastung sein kann. So schickt mir eine amerikanische Kollegin regelmäßig die neuesten

Ungewissheiten zu meiner Krankheit, immer mit Kopien an unsere Kinder und deren Partner. Meine Mitteilung an die betreffende Kollegin, dass wir alle ihr Vorgehen als gut gemeinte Übergriffe in unsere Privatsphäre erleben, kann sie nicht hören, sondern interpretiert sie als familiale »Abwehrmechanismen«.

Familiale Resilienz hat zwar mit einer ökologischen Sichtweise zu tun, welche im besten Fall erlaubt, alte Wunden heilen zu lassen. Aber die Kehrseite dieser Perspektive ist, dass von außen sogenannte Schlüsselprozesse familialer Resilienz auf ein soziales System angewandt werden, die vielleicht nur wenig mit der Sichtweise oder den Fragen des Patienten und seiner Bezugspersonen zu tun haben.

Die erwähnte Kollegin Froma Walsh (2006, S. 60 ff.) bietet eine Übersicht zu den Schlüsselprozessen familialer Resilienz an, die sich auf Erkenntnisse der Sozialwissenschaften, der klinischen Forschung und der Forschung über gut funktionierende Familien beziehen. Die entscheidende Frage ist dabei, welche Überzeugungen (Paradigmata) von Familien die Schlüsselprozesse ihrer Resilienz fördern. Durch diese Perspektive mit den entsprechenden spezifischen Fragen und beraterischen Vorgehensweisen kann eine positive Annäherung an die möglichen Heilungsprozesse eines Individuums und seines Umfeldes entstehen.

Beim präsentierten Beispiel der krebskranken Brigitta fällt mir auf, wie sehr diese Frau trotz der zum Teil einschränkenden Verhältnisse in der Klinik und in ihrem Freundeskreis Schritt um Schritt fähig wird, dank ihrer zuversichtlichen Grundhaltung sich selbst, der Krankheit und den sie unterstützenden Menschen gegenüber Quellen der Kraft zu entdecken und zu nutzen. Die spirituellen Kräfte, die sie aus ihrer Geschichte und den Vorbildern wichtiger Verwandter zieht, wie beispielsweise einer Tante, welche sie an die russischen »Überlebensfähigkeiten« ihrer jüdischen Herkunftsfamilie erinnert, sind beeindruckend.

Was mir bei dieser Frau besonders Eindruck macht, ist ihre Beziehung zur Kultur. Ihre Vertrautheit mit Musik und Literatur, die sich in ihrem alltagspraktischen Umgang mit Kunst niederschlägt, ist ihre wohl wichtigste Quelle von Resilienz, also eine Form von Spiritualität, welche Brigitta mit vielen Generationen vor ihr wie auch mit der Gegenwart verbindet.

Das Leben von Brigitta ist geprägt vom Thema des Abschiednehmens und »Ziehenlassens« von Menschen, die nicht bei ihr bleiben.

Der Verlust von Sicherheit in der Beziehung zu ihrem langjährigen Ehepartner kreuzte sich mit der Diagnose Brustkrebs und den entsprechenden Operationen und Therapien. Jede einzelne dieser Erfahrungen wäre Anlass gewesen für abgrundtiefe Verzweiflung und Festklammern am Bisherigen. Aber da gab es drei noch nicht ganz erwachsene Söhne, die ihre Mutter seelisch und real brauchten, und es gab und gibt Freundinnen und Freunde, die mit Brigitta tief verbunden sind. Es gibt die kompetente Frau Brigitta selbst, die ein Modell ist für das, was mich hier bewegt: Gedeihen trotz widriger Umstände.

Brigittas Erkenntnis, dass es bei ihrer Krise um mehr geht als um den Verlust ihrer Ehe und ihrer Gesundheit, hat mich als Begleiterin bewegt. Ihre Erfahrung, dass neben den beschriebenen Verlusten – ihrer Krankheit und dem Alterungsprozess – nun neue Möglichkeiten für sie aufgehen und dass sie also nicht nur verloren, sondern auch gewonnen hat, zeigt, dass das, was bleibt, einerseits weniger, aber anderseits auch weit mehr ist, als sie in ihrer Lage erwarten konnte.

Brigittas heutige Sicherheit entspricht der Tatsache, dass sie hellwach erkennt, dass ihre Entwicklungsmöglichkeiten zwar abnehmen, dass sich aber ihr Horizont zur selben Zeit weitet. Es gibt zwar weniger Möglichkeiten zu reisen als früher, aber gleichzeitig öffnen sich neue Perspektiven für sie. Sie kann heute zum Beispiel über Dinge reden, die für sie vorher tabu waren.

Brigitta kann heute damit leben, dass die neue Partnerin ihres geschiedenen Mannes einen wesentlichen Machtvorsprung ihr gegenüber hat, und dass die Balance der aufgelösten langjährigen Paarbeziehung asymmetrisch ist, zu Brigittas Ungunsten. Das war nicht der Sinn ihres Scheidungsentschlusses. Aber Brigitta hat die Fähigkeit bewahrt, aus einer schiefen Situation Gutes zu machen: Gedeihen trotz widriger Umstände!

5. Die Bedeutung von Spiritualität in der Auseinandersetzung mit Krankheit und Tod

Andreas – Überlastung und Resilienz eines Ehepartners

Bericht von Andreas, verwitwet von Lisa

Zwei Jahre vor Ausbruch der Krankheit hatten Lisa und ich geheiratet. Es sollte nur eine kurze unbeschwerte Zeit für uns werden, denn mit der ersten Schwangerschaft von Lisa kam ein heftiger Schub einer Multiplen Sklerose (MS). Wir wohnten damals in einer Mietwohnung über meiner kurz zuvor eröffneten Landarztpraxis, was mir ermöglichte, häufig nach meiner Frau zu schauen und den Haushalt gemeinsam mit ihr zu führen. Mit der Geburt klangen die Lähmungen und die tiefe Müdigkeit bei ihr etwas ab, aber die MS ging in eine chronisch-progrediente Form über. Wir beide wussten, was das zu bedeuten hatte: Behinderungen, Handicaps aller Art und schlimmstenfalls ein Leben im Rollstuhl. Ein neues Medikament gab aber Anlass zur Hoffnung, und wir zögerten nicht lange. Lisa tolerierte die Interferontherapie problemlos; leider zeigte diese aber kaum Wirkung. Wir setzten das Medikament nach sechs Monaten ab und hofften und beteten.

Lisa wünschte sich dennoch ein weiteres Kind. Wir dachten viel darüber nach, über Risiken, Belastungen und wie wir mit der neuen Situation umgehen würden. Die zweite Schwangerschaft, die Geburt und die nächsten drei Jahre waren wie eine Schönwetterperiode. Als junge Familie mit Sohn und Tochter lebten wir, wie es eben möglich war, mit Rücksicht auf die Einschränkungen durch die Krankheit. Wir genossen das Leben mit Freunden, Wandern, Reisen, Konzertbesuchen und mit vielen interessanten Diskussionen mit dem Hauskreis unserer frei-evangelischen Kirche. Meine Landarztpraxis hatte rasch großen Zulauf, und die Arbeitstage wurden lang und streng. Wir bezogen bald ein eigenes Haus mit rollstuhlangepassten Türen und einem Garten.

Einige Jahre nach Krankheitsausbruch erlitt meine Frau mehrere schwere MS-Schübe, die jeweils zu weiteren bleibenden und schmerzhaften neurologischen Defiziten führten. Ein Stückchen Freiheit, Zuversicht und Lebensfreude starb jeweils mit, vor allem bei ihr. Immer früher ging Lisa abends ins Bett. Sie war erschöpft und schlief 12–14 Stunden. Die Abende wurden lang und einsam für mich. Ich verbrachte die Zeit mit Arbeiten für die Praxis und den Haushalt oder Garten, hielt Tiere für die Kinder. Es wurde zunehmend schwierig, Kontakte zu pflegen, und ich musste mich damit abfinden, dass alles an mir allein hängt. Immer häufiger kam es vor, dass wir zu dritt taten, was sich eben Kinder so wünschen, oder dass ich auch mal alleine ausging.

Lisas Mutter – meine tatkräftige und großartige Schwiegermutter – nimmt sich jetzt einen Tag pro Woche für uns frei. Dieser Mittwoch ist jeweils ein Feiertag. Ich genieße vor allem die offenen und langen Gespräche, das Zurücklehnenkönnen und Abgeben der Verantwortung für einige Stunden, und auch mal klagen dürfen. Ohne Schuldgefühle Frau und Kindern gegenüber darf ich mich zurückziehen.

Unsere italienische Reinigungsangestellte ist ein anderer Engel. Die Kinder lieben sie. Ihre Fröhlichkeit, Geduld und Hilfsbereitschaft scheint grenzenlos zu sein. Dennoch sehe ich immer mehr Defizite bei ihr und fühle mich überfordert. Das Suchen nach einer geeigneten Haushaltshilfe wird zur Odyssee. Trotz guter Entlohnung bleiben einige Angestellte nur kurze Zeit. Das kostet jeweils sehr viel Kraft und Zeit. Endlich findet sich eine Nachbarin, die bereit und flexibel genug ist, einen Teil der Haushaltsarbeiten und Kinderbetreuung zu übernehmen.

Lisa wird bettlägerig, ein Pflegefall. Die »Spitex« (spitalexterne Pflege) kommt jetzt täglich zweimal ins Haus. Unsere Haustür ist immer offen, es ist ein Kommen und Gehen. Ein ungestörtes Familienleben gibt es kaum mehr, auch damit müssen wir leben. Schlafstörungen stellen sich bei mir ein. Selten schlafe ich mehr als fünf Stunden, meist sind es drei bis vier unruhige Nachtstunden. Ich mache mir Sorgen um die Zukunft, um das Wohlergehen der Kinder, ihre Entwicklung und um vieles mehr. Kreisende, unaufhörliche Gedanken. Jeder kennt sie. Sie kommen ungerufen und sind ungeliebt. Eine große, schwere Decke liegt über uns.

In langen Tagebucheinträgen – ich schreibe Tagebuch seit meinem neunten Lebensjahr – rolle ich auch die unheimlichsten und unerträglichsten Gedanken auf. Nachts höre ich oft stundenlang klassische Musik und lese und bete bis in die frühen Morgenstunden. In dieser Situation ist mir meine Arbeit als Arzt eine zwar anstrengende, aber unbeschreibliche Hilfe. Im Team und während der Arbeit vergesse ich meine eigenen Nöte, und immer wieder wird meine »Optik« neu justiert in der Begegnung mit den Leiden und Sorgen meiner Patienten. Ich lerne viel von ihnen. Zweimal aber komme ich an den Rand der Erschöpfung, halte es einfach nicht mehr aus und hospitalisiere Lisa in einem nahe gelegenen Spital. Das ist ein Fehler. Man ist im Spital überfordert mit ihr, gibt sie rasch auf. Das bricht uns das Herz, und wir nehmen Lisa bald wieder mit nach Hause. Was immer kommen mag, sie gehört zu uns.

Meine Frau wird zunehmend dement und depressiv, gefesselt an Rollstuhl und Bett. Täglich schwächer und hilfloser, äußert sie immer häufiger Todeswünsche.

Neun Jahre sind verflossen seit der MS-Diagnose. Jahre intensivster Auseinandersetzung mit einer sich ständig verändernden Krankheit und damit bedingten Lebenssituation; Jahre der Suche nach Lösungen, die das Leben für uns alle erträglicher machen sollten. Die Krankheit darf nicht alles dominieren. Sie muss ein Teil unser aller Leben sein, nicht mehr. Lisa erkrankt an einer Lungenentzündung, isst nichts, trinkt kaum. Tage später, mitten in der Nacht, nur wir zwei sind da, stirbt sie in meinen Armen. Ich küsse zum letzten Mal meine geliebte Frau, für die ich alles hergegeben hätte, auch mich selbst.

Etwas zerreißt in mir. Eine unbeschreibliche Trauer und Ruhe, Erleichterung und Dankbarkeit ist gleichzeitig in mir. Ich weiß, wir haben das Mögliche getan.

Schon bald nach dem Tod unserer geliebten Mutter und Frau sitzen wir zu dritt (meine beiden Töchter und ich) zusammen und besprechen, wie es weitergehen soll mit uns, mit unserer gemeinsamen Zukunft. Der Wunsch ist da nach einem unbeschwerteren Familienleben. Wir alle möchten gerne die Lücke, die der Tod gerissen hat, füllen und sind dafür offen. Offen für eine neue Beziehung, offen für einen Wohnortswechsel, offen für ein anderes Leben.

Ein Jahr später bin ich wieder verheiratet. Und uns werden kurz nacheinander zwei weitere Kinder geschenkt. Eine neue Fröhlichkeit und Ausgelassenheit und eine wunderbare Frau sind in unser Leben getreten. Kinderstimmen erklingen im Haus und in meiner Seele. Ich bin glücklich, dass ich meinem Vertrauen in eine bessere Zukunft, meinem Glauben und meiner inneren Stimme treu geblieben bin.

Gelegentlich habe ich noch Schuldgefühle, Gefühle, während der Krankheitszeit zu wenig auf Lisa und auf die Kinder eingegangen zu sein. Dann aber muss ich mir klar sagen, dass ich unter den gegebenen Umständen mein Bestes getan habe. Schmerzlos, ohne Leiden, ohne

Verluste oder innere Verletzungen wird mein Leben nie sein. Ich habe gelernt, vieles gelassener zu nehmen. Das Streben nach eigenem Glück, Zufriedenheit und ständiger Erfüllung überfordert und verhüllt die Sicht für das schöne Alltägliche, anscheinend Belanglose. In kleinen Begebenheiten liegt die Schönheit des Lebens verborgen. Und das Leben lässt sich nur teilweise planen, daher nehme ich auch Unannehmlichkeiten an, wie sie mir eben zufallen. Aus scheinbaren Lebenstrümmern kann hingegen etwas Wunderbares, Neues entstehen, manchmal ohne unser eigenes Dazutun, aber auf dem Boden unserer inneren Offenheit und Neugier. Mein Glaube an einen Gott, der mich führt und hält, gibt mir Sinn in meinem Leben.

Kommentar

Spiritualität und spiritueller Pluralismus

Spiritualität ist – wie bereits erwähnt – kein bevorzugtes Thema von Beratung und Therapie, vor allem dann nicht, wenn menschliches Gedeihen sich auf spirituelle Ressourcen bezieht, die außerhalb des alltäglichen Mainstream liegen (Walsh 1999, S. 28 ff.). Die Gründe für das fehlende Interesse an Resilienz und Spiritualität sind vielseitig. In meinen bisherigen Ausbildungen bin ich kaum auf Interesse bezüglich der Frage gestoßen, wie Resilienz, Spiritualität, Religion und Therapie miteinander verbunden werden könnten. Ich habe übrigens nie ganz verstanden, warum zum Beispiel Sigmund Freud sich so vehement abgewendet hat vom Thema Spiritualität und Religiosität.

Inzwischen ist mir klar geworden, dass »Spiritualität mit den Füßen am Boden« – also nicht als Luftgespinst – eine machtvolle Dimension der menschlichen Erfahrung ist, und dass ihre Bedeutung im Umgang mit kritischen Lebensereignissen in einer sich rasch wandelnden Welt ständig zunimmt. Die Blindheit für dieses Thema aufseiten professioneller Forscher und Begleiter von Menschen in kritischen Lebenslagen mag mit seiner Tabuisierung im Feld psychotherapeutischer Theorien zu tun haben, wie Freud und andere sie vertreten. Ich meine aber, dass die Ängste seitens Professioneller vor Spiritualität auch damit zu tun haben könnten, dass mit Spiritualität eine *persönliche* Dimension verbunden ist, welche in den von »Neutralität« geprägten Therapien vermieden und Pfarrern überlassen wird. – Aus Angst, dass eigene weltanschauliche oder religiöse Vorstellungen für Klienten erkennbar sein könnten, wird eine strenge neutrale Grundhaltung professioneller Begleiterinnen und Begleiter gefordert.

Beim Lesen von Andreas' Bericht war ich beeindruckt von der mutigen Offenheit, mit der er sich dem Thema der eigenen Verbindung mit seinen religiösen und spirituellen Wurzeln gestellt hat. Selbst wenn er andeutet, dass seine Verbindung mit einer christlichen Glaubensgruppe für ihn als tätigen Arzt nicht immer einfach war, macht er deutlich, wie sehr ihm diese Verbindung in den überaus anstrengenden Jahren mit einer todkranken und schließlich sterbenden Frau geholfen hat.

Mich haben die Erfahrungen von Andreas mit einem Schicksal, das weit über psychotherapeutische oder kirchliche Grundlagen hinausführte, berührt und ermutigt, mich im Umgang mit ähnlich betroffenen Menschen dieser Dimension zu öffnen. Der Begriff »spiritueller Pluralismus«, wie er von Froma Walsh (1999) definiert wird, passt zu diesem Interesse.

Albert Einstein schreibt zu dieser menschlichen Einbettung in ein Universum, das weit über den individuellen Rahmen hinausgeht:

> »Ein Mensch ist Teil des Ganzen, das wir ›Universum‹ nennen, ein in Zeit und Raum begrenzter Teil. Er erfährt sich selbst, seine Gedanken und Gefühle als etwas, das vom Rest abgetrennt ist – als eine Art optischer Täuschung seines Bewusstseins. Diese Täuschung ist für uns eine Art Gefängnis und beschränkt uns auf unsere persönlichen Wünsche und unsere Zuneigung zu einigen wenigen Menschen, die uns am nächsten sind. Unsere Aufgabe muss es sein, uns aus diesem Gefängnis dadurch zu befreien, dass wir den Kreis des *Mitgefühls erweitern* und alle Lebewesen und die ganze Natur in ihrer Schönheit darin einschließen.« (Einstein, zit. n. Walsh 1999, Übers. v. Astrid Hildenbrand)

Die Bedeutung von Spiritualität

Hoffen und Beten und die Tür des Gefängnisses öffnen: Andreas hat sich dem einengenden Geschehen durch die fortschreitende Multiple Sklerose bei seiner jungen Frau gestellt und sich mutig und demütig den Folgen ihrer Krankheit geöffnet. Eindrücklich für mich ist der Umgang von Lisa und Andreas mit einer Krankheit, die wenig Hoffnung für eine gute Entwicklung lässt. Die Erschöpfung der Frau, aber auch die seine, ihres Partners und Arztes, bewegt mich.

Es bewegt mich auch die Hilfe der tatkräftigen Schwiegermutter und das Vertrauen des Schwiegersohnes in ihre Bereitschaft, ihn zu unterstützen. Dass »je länger desto mehr« »alles an Andreas hängt«, muss für ihn eine große Last sein. Der Mut, sich dieser Anforderung zu stellen, bedingt eine Demut bei Andreas, die kaum vorstellbar ist. Die große, schwere »Decke«, die auf Andreas und seiner Familie liegt, ist vermutlich kaum auszuhalten. Bei aller Dankbarkeit für die tatkräftige Hilfe durch die »Spitex« und andere Gruppen ist auch die Erschöpfung von Andreas nachfühlbar. Kaum einmal zeigt er sich aber schwach oder hilflos: Die Sorgen um die Zukunft der Familie trägt er tapfer allein.

In dieser Lage hilft ihm seine Verbindung zu einer Glaubensgemeinschaft und zu einer Spiritualität, die weit über den individuellen Rahmen hinausführt. »Spiritualität mit den Füßen am Boden«, scheint eine machtvolle Dimension zu sein, welche Mut und Demut dieses Mannes vereinbart. Wenn es den Begriff Resilienz noch nicht gäbe, müsste er für die Erfahrung von Andreas erfunden werden!

6. Blicke in die Abgründe einer Lebensgeschichte

Thomas, Psychotherapeut/Psychologe

Thomas' Bericht

Ich freue mich, hier meine ganz persönlichen Gedanken zur Bedeutung von Resilienz in meiner Biographie und meinem Alltag erläutern zu können. Ich berichte über rund fünf Jahre nach der größten Traumatisierung, die ich bisher erlebt habe und zu der mich Erinnerungen noch täglich einholen. Meine Geschichte handelt von Unklarheit, naivblindem Vertrauen, unüberlegtem Handeln und tiefer Verunsicherung, aber auch von Überleben, Unbeschwertheit, Sehnsucht, Lebensfreude, von echtem Glück und der Frage, wer ich eigentlich bin. Im Anhang werde ich, von meiner Beraterin angeregt, über das Trauma berichten, das mich seit vielen Jahren bewegt.

Wenn ich mich mit meiner Biografie auseinandersetze, erkenne ich, wie wenige lebendige, emotionale Erinnerungen ich an meine Eltern, insbesondere an meinen Vater, habe. Erinnerungen an meine Kinderjahre stehen mit der Schule, mit Freunden und Verwandten, mit meinen Freundinnen und mit meiner Großmutter mütterlicherseits in Verbindung. Lediglich Weihnachten, meine Geburtstage, ein paar Ferienaufenthalte und spätere Erlebnisse während meiner Lehre lassen zum Glück ein paar wärmende Bilder in der Beziehung zu meinen Eltern entstehen.

Mein bisheriges Leben war aber weder karg noch traurig. Das Gegenteil ist der Fall: Ich bin ein Spring-ins-Feld, ein »Showman«, ein Frauenverführer und in vielem, so glaube ich, doch ziemlich grandios oder zumindest erfolgreich in meiner Selbstdarstellung. Doch bin ich gleichzeitig auch überaus zerbrechlich und verletzbar. Wie mutig, wie schwach bin ich? Ich kann mich selbst nicht einordnen. Mit allen meinen Kontakten und in meiner Familie erhalte ich kein klares Abbild meiner selbst. Vermutlich geht dies aber allen Menschen so, oder nicht?

In einer kleinbürgerlichen Familie aus Basel in Zürich aufgewachsen, musste ich mich zuerst im Kindergarten und dann in der Schule mit »transkulturellen« Problemen herumschlagen: Da mich die anderen Kinder wegen des Basler Dialektes auslachten, lernte ich, mich schnell anzupassen, sprach bald fast astreinen Zürcher Dialekt. Das Schwie-

rigere war aber, mit meiner roten Haarfarbe und meinen Sommersprossen zurechtzukommen. Schon im Kindergarten erfuhr ich nämlich, dass ich »anders als die anderen« war. Es gab zu lachen und zu spotten, wenn man mich sah. Meine Verunsicherung wuchs. In einem Naturschutz-Kinderlager, zu dem mich meine Eltern motivierten, weil ich Amphibien-Fan war, und weil ich eher wenig Kontakt zu anderen Kindern hatte, riefen mir die älteren »Füürio, de Bach brännt« zu. Meine roten Haare waren Anlass für diese Art von Diskriminierung. Man klaute mir Kursunterlagen und Geld. Ich rief jeden Abend vom Restaurant aus meine Mutter an und musste fast weinen, erzählte aber wenig von meinen Erfahrungen, weil ich meine Eltern nicht belasten wollte. Unglücklicherweise war ich ein ängstlicher Junge, der vor allem im sportlich-körperlichen Bereich große Mühe hatte. Sport- und Schwimmunterricht waren schlimm für mich. Im Vergleich zu anderen Kindern fühlte ich mich minderwertig. Ich log meinen Lehrern Krankheiten oder Behinderungen vor, um vom Schwimmunterricht befreit zu werden. Meine Eltern erfuhren jeweils nachträglich davon. Glücklicherweise gab es einen Lehrer, der mir für das Fach Schwimmen vorschlug, mein eigenes Programm zu machen, anstatt vom Sprungbrett zu springen.

Ich glaube, meine Eltern waren ziemlich überfordert mit mir und wollten doch nur mein Bestes. Wie soll man es schließlich als Eltern richtig machen: Kein Druck – etwas zu müssen ist nicht gut, weil man Kinder sonst verweichlicht –, zu viel Zwang ist auch ungesund. Meine »Geheimwaffen«, um zu Anerkennung bei den Mitschülern zu kommen, waren Humor, Selbstironie und »den Clown spielen«. Mein schauspielerisches Talent, meine Liebe zur Musik und später meine »One-Man-Show«, mit der ich sogar während des Studiums Geld verdienen konnte, ließen mich immer wieder in einer etwas anderen Rolle erscheinen. In der Pubertät wurde ich zunehmend bunter, experimenteller und kreativer. Ich gründete eine Wanderdisco, machte in der Jugendpolitik mit und spielte bei einer Laienbühne. Irgendwie seltsam, doch habe ich aus jener Zeit kaum Erinnerungen an meine Eltern. Ich kann mich nicht an Lob oder Tadel erinnern. Ließen die Eltern mich einfach machen? Ärgerten Sie sich über mich? Waren sie stolz auf mich? Einzig meine Mutter ist mir in Erinnerung, die ich in ihrem Pyjama unter der Bastelraumtüre erblickte, wenn ich mit den Kollegen wieder mal zu laut den Verstärker aufdrehte. Sie protestierte gegen die Lautstärke mit der Frage, was wohl die Nachbarn denken würden.

Eigentlich zeichne ich mich nicht primär durch dickfelliges, unempathisches Denken und Fühlen aus. Eher das Gegenteil ist der Fall, sonst könnte ich in meinem Beruf als Therapeut vermutlich nicht bestehen. Warum ich aber meine Eltern nie recht »gespürt« habe, bleibt unklar.

Mein Vater schrieb mehrere Bücher über Kindererziehung und Psychologie. Er gab Kurse und war als zumeist ehrenamtlicher Stiftungsrat in verschiedenen Gremien tätig. Er ist ein »Profi« in Kindererziehung … Zu Hause glänzte er meistens durch Abwesenheit, sowohl physisch als auch psychisch. Noch heute irritiert mich bei der Begegnung mit meinem Vater, dem Kommunikationsspezialisten, sein seltsames emotionales Wegtreten. Seine oberflächliche, fast gespielt wirkende Begeisterung und Freundlichkeit machen mich meistens wütend. Ich fühle mich aber nicht persönlich gemeint, da ich beobachte, dass er dieses Verhalten auch gegenüber anderen Menschen zeigt.

Ich werde oft auf seinen Namen angesprochen und gefragt, ob ich einen Vater hätte, der schon Kurse gegeben hat. Ich höre eigentlich nur Gutes über ihn. Die Menschen, die meinen Vater kennen, scheinen Respekt vor ihm zu haben. Auch an Freunden hat es meinen Eltern nie gefehlt. Zu den meisten von ihnen habe ich selbst herzliche Freundschaften knüpfen können. Im Gegensatz zu meinem drei Jahre jüngeren Bruder war ich auch immer gerne mit dabei, wenn meine Eltern Gäste hatten. Zu meinem 20. Geburtstag organisierte ich ein Fest, bei dem sicher die Hälfte der Anwesenden auf meinen Wunsch aus Freunden der Generation meiner Eltern bestand. Im Gegenzug dazu »adoptierte« meine Mutter (eine gütige und herzliche, aber furchtbar anpasserische und unterwürfige Person) meine langjährige, erste Freundin nach meiner Trennung von ihr. Und sie nahm sich auch gleich deren Ex- und Wieder-Freund an und überhaupt aller netten Menschen wie Nachbarn usw. Als ich etwa 16-jährig war, wurde meine Mutter »abgehoben«, esoterisch und auch sonst irgendwie seltsam. Meine Ex-Freundin entwickelte sich in dieselbe Richtung. Zunehmend wurde mir meine Mutter fremd. Übertriebene Krankheitsängste und Lebensunsicherheit hielten sich bei ihr mit astrologisch-esoterischen Lebensmodellen die Waage.

Nun sind meine Eltern alt. Vor allem meine Mutter, aber auch der Vater, verbringt viel Zeit mit Aufsuchen von Ärzten, Heilern und Homöopathen. Mein Vater ist depressiv, meine Mutter hypochondrisch. Überängstlich sind beide auch im Kontakt zu meinen Kindern und meiner großartigen Frau. Sie trauen weder sich noch ihren Enkeln etwas zu. Sie scheinen sich zu bemühen, nicht allzu viel mit uns zu tun zu haben, indem sie Hunderte von Ausreden erzählen, warum sie für ihre Enkel und für uns keine Zeit finden. Gleichzeitig loben und bewundern sie unsere Kinder über alles. Es gab über die Distanz auch einige Auseinandersetzungen mit uns, die von meinen Eltern ausgingen. Heute zeigen sie etwas mehr Engagement. Mitleid mit meinem Vater habe ich aber vor allem in einem Punkt: Ich habe ihn in meinem Leben eigentlich kaum unbeschwert erlebt. Eher habe ich das Bild eines leidenden, überarbeiteten und unglücklichen Mannes, der von ständigen Existenzängsten geplagt ist. Im Vergleich zu ihm bin ich das absolute Gegenteil: Großzügig, genießerisch, übertrieben unbeschwert, (zu) blind vertrauend, wenig vorsichtig, aber vorsorglich im Umgang mit mir und anderen. Gleichwohl kenne ich Ängste und Sorgen.

Lehrzeit, Studium und berufliche Entwicklung hin zur Selbstständigkeit absolvierte ich recht problemlos. Mit meiner offenen und fröhlichen Art gewinne ich die Sympathie von Klienten und Freunden. In meiner Arbeit lerne ich täglich dazu und werde langsam das, was man unter einem »professionellen Helfer« versteht. Vieles, was ich vor acht oder sechs Jahren meinen Klienten empfohlen oder was ich behauptet habe, mache ich heute anders. Mir sind schon Kunstfehler passiert, für die ich auch prompt in der Hölle schmoren musste. Familie und Existenz habe ich aufs Spiel gesetzt. Vieles, was ich vor einigen Jahren behauptet oder gesagt habe, würde ich heute ziemlich anders vertreten. Vermutlich habe ich im Rahmen meiner Arbeit Menschen verunsichert, verletzt und ihnen unrecht getan. Ich hoffe, dass mir diese Menschen verzeihen können.

Bis zum Zeitpunkt meiner verschiedenen beruflichen Probleme konnte man mich durchaus als naiv und blauäugig bezeichnen: Stets bemüht, anderen Menschen nicht unangenehm aufzufallen oder gar jemandem nein zu sagen. Im Rahmen von beruflichen Krisen habe ich, vor allem vonseiten der Justiz und der Boulevardpresse (aber niemals von Freunden!), massives Unrecht mir gegenüber erlebt. Ich erarbeitete mir mit diesen Erfahrungen eine gehörige Portion gesunder Urteilsfähigkeit und Skepsis, die ich in der Beratung von prominenten und exponierten Klienten in hilfreicher Art und Weise vermitteln kann. Ich habe erkannt, dass Menschen nicht einfach nett und großzügig, sondern sehr wohl berechnend, habgierig, sensations- und rachsüchtig sein können. Heute bin ich direkter, ehrlicher und klarer. Dabei mache ich die Erfahrung, dass ich nicht etwa weniger Freunde habe oder dass meine Klienten unzufriedener wären.

Das Weltbild meiner Eltern erscheint mir mittlerweile ziemlich naiv. Ich kann mir die Sache eigentlich gar nicht wirklich erklären, es fehlen mir die Worte. Es bleibt vorerst einfach eine Irritation, ein Schmerz, manchmal eine Wut, vor allem meinem Vater gegenüber. Gleichzeitig besteht eine tiefe Dankbarkeit dafür, dass mir meine Eltern so viel ermöglichten. Sie akzeptierten meine Spleens und Hobbies weitgehend. Und ich habe warme Erinnerungen, wenn ich an unser Zuhause und an die (späteren) Schul-, Lehr- und Studienjahre denke. Ich habe Vater und Mutter gern, und ich fühle Mitleid für ihr so wenig freies Leben.

Was wird aus mir und meiner Familie, was werden meine Kinder über mich und meine Frau schreiben?

Ein Rückblick auf ein Trauma, das mich bis heute bewegt:
Ich nehme mir nun die Zeit, die schmerzhaften Momente, welche mich seit sechs Jahren täglich begleiten, niederzuschreiben. Am schwersten fällt es mir, über meine persönlichen Verletzungen zu schreiben, weil ich mir bewusst geworden bin, dass ich in meinen beruflichen Anfängerjahren Fehler begangen habe. Ich muss – ohne es zu merken – Patientinnen mit meiner Spontaneität und Herzlichkeit zu nahe getreten sein. Eine von ihnen hat eine Strafklage wegen »Übergriffen« gegen mich eingereicht, von der ich bis vor Kurzem nichts wusste. Gemäß der Fachliteratur werden Therapeuten, die Fehler im Sinne von Übergriffen begangen haben, als Psychopathen, Narzissten und dissoziale Persönlichkeiten bezeichnet. Selbst wenn es mir gelingen würde, das Mitgefühl der Leser zu wecken, wäre das gemäß dieser Theorie der Beweis, dass eben Menschen wie ich fähig sind, andere zu manipulieren.

Dennoch schreibe ich hier auf Anregung von Rosmarie Welter-Enderlin meine ganz persönlichen Erfahrungen und meine tiefsten Gefühle auf und auch, was mir Schritt um Schritt geholfen hat, meine Traumata zu überwinden ... Gedeihen trotz widriger Umstände ...

Es war im Frühsommer 2002, als wir eines Tages früh um 7.00 Uhr – die ganze Familie schlief noch – von der Hausglocke geweckt wurden. Via Gegensprechanlage teilte man mir mit, dass die Polizei hier sei und dass man mit mir sprechen wolle. Ich öffnete, meine Frau und unser dreieinhalbjähriger Sohn waren in ziemlicher Aufregung. Es standen vier oder fünf Personen, darunter eine Bezirksanwältin und der Gemeindepolizist unserer Wohngemeinde, vor der Türe und verlangten eine Hausdurchsuchung und meine Festnahme.

Ich erlebte einen Schock wie noch nie. Meine damals hochschwangere Frau und erstaunlicherweise mein noch so junger Sohn hatten den Ernst der Lage sofort erfasst. Ich und mein Sohn weinten, meine Frau versuchte tapfer zu sein. Ein groß gewachsener, äußerst ungehobelter Polizist packte mich. Er erlaubte mir nicht einmal, mich von meiner Frau und meinem Kind zu verabschieden. Ich müsse sofort »einrücken«. Zunächst wurde ich in einem Privatauto der Polizei zu meinem Arbeitsplatz geführt, danach wurde ich in Handschellen in einem Kastenwagen ohne Fenster an einen mir unbekannten Ort gebracht. Im Auto konnte ich mich wegen der Handschellen nirgends festhalten. In den Kurven schlug es mich hin und her. Ich wurde in der Folge von verschiedenen Menschen an verschiedenen Orten, zuletzt von der Bezirksanwältin, insgesamt vier Stunden lang verhört (was ich später im Protokoll las). Da mir meine Uhr und alles andere außer meinen Kleidern abgenommen worden war, konnte ich nur aufgrund der anbrechenden Dämmerung beim Verlassen des Bezirksgefängnisses annehmen, dass ich über zwölf Stunden in völliger Unsicherheit vollkommen fremden Menschen ausgesetzt war und bezüglich meiner privaten, beruflichen und sozialen Zukunft von ihnen absolut verunsichert wurde. Ich erhielt kaum zu trinken, beim Verhör etwas Schokolade.

Die Toilette durfte ich über Stunden nicht aufsuchen. Ein Wachmann zerstritt sich mit der Bezirksanwältin, weil er wegen meines Verhörs Überstunden machen musste. Ich musste aufgrund des Verbotes, die Toilette aufzusuchen, einnässen, verbarg dies jedoch. Als es dunkel wurde, kam ich in eine kleine Zelle, zusammen mit einem nicht Deutsch sprechenden Häftling. Die Luft war miserabel, und es war extrem warm. Trotz eingenässter Kleider erhielt ich keine Ersatzwäsche (obwohl ich solche zu Hause in Begleitung eines der Polizisten vor meiner Frau und meinem Sohn hatte einpacken müssen). Duschen könne man alle sechs Tage, sagte man mir, das nächste Mal in vier Tagen. Es gab eine Toilette ohne Brille. Mir war übel und ich hatte Durchfall.

Mir wurden Bleistift und Papier zur Verfügung gestellt. Ich machte eine Zeichnung für unseren Sohn, verfasste einen Brief an meine Frau und einen an meine Eltern, die ich am nächsten Morgen zum Versenden abgeben durfte. Die Briefe kamen aber nie an!

In der Nacht erfolgte ein Häftlingswechsel. Ich musste mein Bett wechseln. Ich hatte unglaubliche Ängste. Das Schlimmste während der rund 36 Stunden Haft war, von meiner Familie vollkommen abgeschnitten zu sein. Dies war auch für meine Frau unerträglich, die mit verschiedenen Telefonaten, zum Beispiel bei der Bezirksanwältin, erfolglos versuchte, mehr über meine Situation zu erfahren. Über meine Schwierigkeiten und Verfehlungen in meiner Anfangszeit als Psychotherapeut hatte ich meine Frau bereits Monate zuvor detailliert informiert.

Ich musste Fingerabdrücke und DNA-Proben abliefern. Viele private Unterlagen wurden konfisziert. Diese Unterlagen habe ich, trotz Einstellung des Verfahrens, bis heute nicht zurückerhalten. DNA und Fingerprints sind in irgendwelchen Dateien gelagert, und es kann jederzeit vonseiten der Justiz darüber verfügt werden.

In der tiefsten Verzweiflung während meiner Haft kam so etwas wie ein fatalistisches Gefühl der totalen Freiheit auf. Ich ging davon aus, dass man mich zumindest nicht umbringen würde. Aber halten Frau und Kind(er) noch zu mir? Werde ich je wieder einer bezahlten Tätigkeit nachgehen können? Das waren Fragen, denen ich in diesen Momenten nicht ausweichen konnte. Ich entwickelte die Vorstellung, als anonymer Einzelkämpfer durchs Leben gehen zu müssen. Eigenartigerweise ist in mir gleichzeitig so etwas wie ein tiefer Glaube an mich selbst spürbar geworden. Eine Aussage der Klägerin im Protokoll, mit dem ich bei einem der Verhöre konfrontiert wurde, lautete, dass ich ein brillanter und fähiger Therapeut sei. Auch wenn ich nicht glaubte, je wieder als Therapeut arbeiten zu können, hat mir dies dennoch geholfen zu glauben, dass ich irgendwie durchs Leben kommen würde. Dass anschließend, unter Mithilfe eines Anwaltes, dank aufwendiger Verfahren mit der Gesundheitsdirektion und dem Berufsverband doch noch eine berufliche Existenz gesichert werden konnte, war damals für mich kaum denkbar.

Eine weitere, mindestens so unsäglich belastende Situation ereignete sich eineinhalb Jahre danach, als ein weithin bekannter psychisch gestörter Boulevardjournalist in völlig anderem Zusammenhang auf meine Geschichte aufmerksam geworden war und mich auf die Titelseite seines »Verdummungsblattes« bringen wollte. Mein Verfahren stand damals formal kurz vor Abschluss. Es hat mich enormen nervlichen Aufwand gekostet, die Schlagzeilen abzuwenden. Auch die Nerven der Ex-Klientin, die mich damals ins Gefängnis gebracht hatte, lagen blank.

Sie war überhaupt nicht an einer Veröffentlichung interessiert, wie ich bei verschiedenen Telefonaten mit ihr in Erfahrung bringen konnte. Der besagte Journalist hat von jemandem beim Bezirksgericht erfahren, dass ein Verfahren gegen mich eröffnet worden sei (was mein Vertrauen in die Justizbehörden nicht gerade stärkte).

Beratung

Diese Zeit war für mich und meine Familie, die nach der Geschichte der Festnahme zu mir gehalten hat, nochmals grauenhaft. Ich habe ernsthaft darüber nachgedacht, mir das Leben zu nehmen, da eine ungerechtfertigte Veröffentlichung und Falschdarstellung mich wahnsinnig gedemütigt hätte. Irgendwie hat mein Anwalt die Sache abwenden können. Panik und fehlender emotionaler Boden sind mir aber geblieben!

In meiner Not habe ich die Sache der Supervisorin, zu der ich seit meinen Schwierigkeiten gegangen bin, erzählt. Diese machte mir den Vorschlag, mich doch an meine langjährige Ausbilderin zu wenden. In der Ausbildung hatte ich ja viel über Do's und Dont's gelernt und sollte dank meinem Diplom fähig sei, fehlerfrei zu arbeiten! So hatte ich einst gedacht ... Ausgerechnet zu meiner gestrengen Lehrerin? Auch dank dem Druck meiner Frau bin ich also zu dir, Rosmarie Welter-Enderlin, gekommen. Dies war so etwas wie die absolute Aufgabe von mir selbst. Ich hatte größte Befürchtungen, was dieser Schritt wohl auslösen würde. Es war unerträglich, dir zu erklären, was ich für ein »Versager« bin. Ich mag mich noch exakt an die ersten Stunden bei dir erinnern. Ich war paranoid und glaubte, alle wüssten von meiner Situation, und an jeder Ecke lauere ein Feind, der mich wegen allem Möglichen überführen wollte. Ich zog mich zurück von Freunden und Eltern.

Meine Eltern übrigens nahm ich in dieser Zeit als loyal, jedoch ziemlich überfordert wahr. Jedenfalls bin ich bei unserer ersten Sitzung in einem Wechselbad der Gefühle gewesen. In den Momenten deines ruhigen Zuhörens, durch dein empathisches Verhalten und deine Bereitschaft, mich nicht einfach zu verurteilen, habe ich eine unglaubliche Kraft und Erleichterung erlebt. Mein Selbstbild hat sich wieder entzerrt. Total seltsam eigentlich, erlebe ich dies doch als Therapeut selbst in verschiedensten Situationen bei meinen Klienten. Doch habe ich mir bis zu diesem Zeitpunkt nicht vorstellen können, dass die Begegnung mit jemand Professionellem solch' existenzielle Wirkung haben kann! Die Aspekte von Macht und Ohnmacht, wie sie zu jeder Beratung gehören, wurden in unseren Gesprächen zu einem zentralen Thema. Ich habe auf meine Motive achten gelernt und habe Macht als Möglichkeit von positiver Einflussnahme, aber auch von Gewalt zu thematisieren gelernt. Ich erlaube mir heute wieder, der etwas »spinnige« Mensch zu sein, der ich bin ...

Ich ging nach den Sitzungen mit meiner Therapeutin jeweils weinend und lachend, aber mehr selbstbewusst als unsicher nach Hause und habe meine Erfahrungen meiner Frau erzählt sowie meinen zwei besten Freunden, die über meine Probleme Bescheid wussten. Wie sich die Sache weiter entwickelt, wird mehr und mehr klar ... nämlich »Gedeihen trotz widriger Umstände«.

Manchmal spüre ich nun etwas von deiner Unerschrockenheit in mir. Manchmal sage ich mir, »die sollen nur kommen, mit denen werde ich noch vor dem Frühstück fertig«. Mit Aufrichtigkeit und Achtsamkeit werde ich gut überleben. Sicher bin ich ein kompetenter, kritischer und adäquat liebevoller Therapeut!

Kommentar

Zu den Erfahrungen von Thomas

Hätte die berufliche Entwicklung von Thomas anders verlaufen können – und falls ja, unter welchen Bedingungen? Als ich seinen Bericht nochmals las, habe ich mir diese Frage immer wieder gestellt. Ein Lebensmotto meiner Mutter ist mir dabei zu Hilfe gekommen: »Es sind die schlecht'sten Früchte nicht, woran die Wespen nagen.«

Thomas hat sich gemartert mit der Frage, was er vielleicht falsch gemacht hat, als Mensch und als Professioneller. Also war es sicher nicht nötig, dass ich Öl aufs Feuer gegossen hätte. Aber habe ich mit meinem Verstehen und meiner Akzeptanz seines Tuns vielleicht dazu beigetragen, dass Thomas wieder Ähnliches tut in ähnlichem Rahmen?

Diese Frage ist für mich sinnlos. Ein wichtiger Satz aus der systemtherapeutischen Erfahrung lautet, dass man nicht zweimal in den gleichen Fluss steigen könne. Das heißt schlicht, dass Sätze wie »weil damals, darum heute« nicht zum systemischen Denken passen, sondern zu einer Logik gehören, die ich als bieder-brutal bezeichne. Bieder, weil sie aus dem Kochbuch einer braven Hausfrau oder eines braven Hausmanns stammen könnte, und brutal, weil sie an Defiziten orientiert und entsprechend bösartig ist.

Thomas hat in mancher Hinsicht Glück. Auf der individuellen Ebene geht es bei ihm um die Frage, wer den interpersonalen Rahmen von Verhaltensweisen absteckt, und wer die Spielregeln für Tun und Lassen in diesem Rahmen aufstellt und ihren Erfolg bewertet. Zu dieser Frage gehören auch die Anliegen von passendem oder unpassendem Verhalten – passend zum Umgang mit den jeweiligen kritischen Ereignissen. Die Richtlinien dazu stammen aus der Vorgabe zum therapeutischen Anliegen, auf keinen Fall zusätzlichen Stress zu erzeugen für die Betroffenen. Während die in jedem therapeutischen Modell enthaltene *Mehrdeutigkeit* von richtigem oder falschem Verhalten nicht wegzureden ist, gibt es *eindeutige* Kriterien bezüglich der Frage, zu wessen Gunsten Therapeuten handeln und in wessen Auftrag.

In diese Kategorie fällt die Kompetenz des Beraters oder der Beraterin, welche mit weitem Horizont und mit Anteilnahme, aber ohne billiges Laisser-faire, die Bedingungen des Geschehens für ihre Klienten rahmt. Im vorliegenden Bericht macht der Schreibende deutlich, was ihm die kompetente Beratung und Begleitung seiner Beraterin an Halt und Sicherheit vermittelte.

Etwas vom Wichtigsten, was ich selbst als Beraterin noch immer lerne, ist, die Verbindung zwischen Theorien und Handeln herzustellen. Es gibt nach meiner Erfahrung Therapeuten, die sich wunderbar einlassen können auf Lernende, ohne dass sie ihr Handeln theoretisch erklären können – und es gibt Lehrende, die dicke Stöße theoretischer Erklärungen für ihr Tun haben, aber kaum eine Ahnung, wie sie Lernende motivieren können. Das Thema »Handeln ohne zu wissen und Wissen ohne zu handeln« lässt sich leicht, aber wenig erfolgreich, auf dem Buckel von Lernenden abhandeln.

Kunst als dritte Dimension neben Wissen und Können ist ein wesentliches Merkmal wirksamer Therapie. Zur Kunst gehört der phantasievolle und intuitiv-emotionale Umgang mit Intimität zwischen Familienmitgliedern, zwischen Liebespartnern, aber eben auch Intimität im Sinne von Erkennen und Erkanntwerden in der therapeutischen Beziehung. Ohne die Kunst eines angstfreien, mutigen Mich-Einlassens – das heißt auch, »zu empfinden, statt nur zu wissen« – kann ich mir weder wirksame Paar- oder Familientherapie noch Organisationsberatung vorstellen. Daran anknüpfend gibt es ein anderes Thema: Wie Therapeutinnen und Therapeuten *mit sich selbst* umgehen – also die sogenannte Self-Care oder das Selbst-Coaching – besonders, wenn sie den Eindruck des Scheiterns haben.

Person und Therapie

In jedem Leben gibt es Themen, die uns prägen und die bewusst oder halb bewusst unsere Berufswahl und heutige Arbeit beeinflussen. Als ich selbst damals auf der Suche nach einem für mich passenden beruflichen Ort war, hatte ich das Gefühl, es sei alles Zufall. In meiner eigenen Familie gab es niemanden, der mit Beratung oder Therapie Erfahrung hatte. Als Beruf wurden in meiner Familie Psychotherapie und Organisationsberatung eher kritisch betrachtet.

Rückblickend meine ich, dass meine kindliche Erfahrung von anteilnehmender und engagierter Begegnung sowie das »Netzwerken« meiner fröhlichen und tüchtigen Mutter meine Berufswahl mehr geprägt hat, als mir damals bewusst war. Es ist wohl auch nicht verwunderlich, dass ich vor über 20 Jahren meinen eigenen »Laden«, ein Ausbildungsinstitut, als mittelgroßen Betrieb gegründet und diesen seither mit einem Team von Kollegen und Professionellen in aller Welt vernetzt habe. Wenn ich heute ab und zu hinter der Einwegscheibe sitze, wo vorn ein Kollege oder eine Kollegin in Ausbildung arbeitet, denke ich mit weichen Gefühlen an meine erste Lehrmeisterin, meine Mutter im Blumenladen.

Professionelle Sozialisation

Die beschriebene Kindheitserfahrung legte also einen guten Boden für meine persönliche Entwicklung. Jerome Frank (1992, S. 236) meint dazu:

> »Jeder, der ein bisschen menschliche Wärme und ein bisschen Verstand aufbringt, ein bisschen Feingefühl für die Probleme anderer hat und den Wunsch zu helfen, kann für viele Anwärter auf Psychotherapie nützlich sein ... Die Linderung von Angst und Niedergeschlagenheit durch Psychotherapie ist dem Placebo-Effekt sehr ähnlich ...«

Diese Alltäglichkeit des Heilens gehörte zu meiner Kindheit. Am Familientisch saßen bei uns, seit ich mich erinnere, Menschen mit der Beschreibung »Depression«, die in der psychiatrischen Klinik Burghölzli in Zürich gewesen waren. Weil der Klinikchef Bleuler meine Eltern kannte, hat er ihnen ganz selbstverständlich das Feingefühl und die Wärme zugetraut, mit der sie jüngere und ältere Patienten sicher rahmen würden. Meistens, wenn auch nicht immer, ist ihnen das gut gelungen. Ich habe viel gelernt – auch über Misserfolge in der Familienpflege.

Meine Frage als junge Frau war: Wie würde ich selbst über Wärme und Feingefühl hinaus, also jenseits des Placeboeffektes, Menschen bei der Lösung ihrer Probleme unterstützen lernen, und wer würde mich dafür anerkennen? Laientherapie war zwar in der Psychoanalyse eine Zeitlang anerkannt, aber nicht auf dem späteren Gebiet der Familientherapie. Also machte ich in den USA eine Ausbildung in Verhaltenstherapie, von deren Pragmatismus ich noch heute zehre. Allerdings wurde der Fokus auf die »Zweierkiste Klient/Therapeut« für meinen Geschmack bald zu eng. In den 70er Jahren habe ich mich dann der »systemischen« Paar- und Familientherapie zugewendet. Dabei haben zwei brillante Lehrmeister mich beeinflusst: Jay Haley in Washington und Mara Selvini Palazzoli in Mailand. Es waren gute Jahre, und die Aufbruchstimmung in unserem Feld erlebte ich als phantastisch. Sogenannte schwierige Fälle, besonders jene in der Psychiatrie, mit denen ich in USA arbeitete, wo noch fraglos mit angsterzeugenden Elektroschocks experimentiert wurde, forderten mich zum Widerspruch heraus. Ich wollte mich Menschen anschließen und sie verstehen, und ich wollte lieber die Autonomie meiner Klientinnen und Klienten unterstützen als ihren Gehorsam. Die Hebung ihres Selbstbewusstseins in entspannender Situation passte zu meinem Verständnis von Problemlösung bzw. von Heilung.

Am besten gefiel mir, dass mich beide, Haley in Washington und Selvini in Mailand, dabei unterstützten, in Therapien aktiv zu sein und einen langen Atem zu behalten, selbst wenn keine schnellen Lösungen in Sicht waren. Schwierig fand ich jedoch bei beiden therapeutischen Schulen, dass sie der Person von Therapeut oder Therapeutin und der therapeutischen Beziehung kaum Bedeutung beimaßen – wenigstens nicht in der Theorie. Was Wolfgang Loth und Arist von Schlippe (2004, S. 341 ff.) an beiden Schulen kritisieren, ist ihre Strategie der Undurchschaubarkeit bzw. die Metaphorik des Kalten Krieges, die in Begriffen wie kommunikative »Bomben« oder »Spiele der Familie« enthalten sind. Am schwierigsten fand ich persönlich den Anspruch auf therapeutische Neutralität bei Selvini und ihrem Team, die mit »Neutralität« den – ihrem psychoanalytischen Hintergrund entsprechenden – Begriff »therapeutische Abstinenz« ersetzten. Aus meiner heutigen Sicht finde ich die Einstellung zum Thema der Person des Therapeuten in der therapeutischen Beziehung in beiden »strategischen« Richtungen fragwürdig. Wer sich in die damalige Zeit versetzt, kann aber verstehen, warum der Begriff der therapeutischen Beziehung, der damals mit einer strengen Form von Psychoanalyse verknüpft war, welche als *die* Bedingung für Wandel propagiert wurde, keinen Platz bekam im systemisch-strategischen Paradigma.

Beide, Selvini und Haley, redeten damals lieber von therapeutischer »Strategie« als von Beziehung. Diese Kriegssprache ist nicht meine Präferenz, obwohl ich 1976 für die deutsche Übersetzung von Haleys »Direktive Familientherapie. Strategien für die Lösung von Problemen« ein wohlwollendes Vorwort schrieb. Es gibt ja, wie in allen theoretischen Therapiemodellen, immer auch gelebtes Leben, das von den theoretischen Landkarten abweicht und oft attraktiver ist als die kognitiven Landkarten! Im Fall von Thomas hat seine liebevolle Frau Franziska ihm diesen sicheren Rahmen der »Entwicklung trotz widriger Umstände« angeboten, was zur Vertiefung ihrer Paarbeziehung beigetragen hat.

Von Thomas habe ich vor allem gelernt, dass bei der Auseinandersetzung mit den eigenen Eltern und ihren Mängeln eine großzügige Haltung angezeigt ist, die erlaubt, Blicke in ihre Abgründe zu tun, ohne Angst selbst hineinzufallen. Thomas ist ein treuer Mensch, der es wagt, Vater und Mutter in kritischem Licht zu sehen, ohne die Beziehung zu ihnen grundsätzlich in Frage zu stellen oder sie gar abzubrechen. Ich lerne von ihm, wie der Balanceakt von Nähe und Distanz immer wieder anzupacken ist, und wie die Angst vor Überanpassung, die er in der Kindheit erlernt hat, ihn ab und zu beeinträchtigt, aber auch herausfordert, die Balance immer wieder neu zu probieren.

Was beiden von uns hilft, ist wohl die Tatsache, dass keiner von uns ein »Publikum« beeindrucken muss, das am Schicksal von Thomas und seiner Familie ein Interesse hat, welches über die naheliegende Auseinandersetzung mit den Lebensthemen und den Anforderungen an ihn hinausgeht. Bei einem Menschen wie Thomas, der als »Showman«, wie er von sich sagt, verführbar ist, ist die Nüchternheit einer präzisen Auseinandersetzung mit der eigenen Geschichte und den darin enthaltenen Lebensthemen wohltuend. Ich freue mich zu berichten, dass sie sich bewährt hat.

7. Ein einziger Schrei nach Liebe

Sonja

Sonjas Erzählung

Eine Mutter zu haben, eine Mutter die mich liebt, das war für mich immer ein Wunschtraum, etwas, was ich glaubte, nie erreichen zu können.

Dabei hatte ich doch eine Mutter. Zumindest eine Stiefmutter. Aber Liebe war das nicht. Ich war als Kind – und bin es manchmal heute noch – ein einziger Schrei nach Liebe.

Als ich ein kleines Kind von erst zweieinhalb Jahren war, verließ unsere Mutter mich und meinen jüngeren Bruder, um mit ihrem Jugendfreund zusammenzuleben. So zumindest lautete die offizielle Version meines Vaters, wenn ich doch mal wagte zu fragen, warum unsere Mutter weggegangen war. Und als »Zusatzhieb« kam: »Sie hat euch nicht gewollt.« Ich war das kleine Mädchen, das dastand und eingehämmert bekam: »Sie hat euch nicht gewollt!« Immer wieder, immer wieder, bis man's glaubt. Glaubt, dass man nichts wert ist, nicht wert geliebt zu werden.

Mit sechs Jahren bekam ich eine Stiefmutter. Ich denke nicht, dass mein Vater aus Liebe geheiratet hat. Wir Kinder sollten wieder eine Mutter bekommen. »Technisch« gesehen, bekamen wir das. Wir haben zu Essen bekommen, saubere Kleider, Geschenke an Geburtstagen und Weihnachten. Aber eine Umarmung? Eine zärtliche Hand? Ein Küsschen? Ein Festhalten? Ein »I han di gärn«? All das, was Liebe ausmacht, gab's nicht oder nur wenig. Da ist es ja nicht weiter verwunderlich, dass mich das Motto »Du bist es nicht wert, geliebt zu werden« auch auf dem weiteren Lebensweg stetig begleitet hat.

Meine Stiefmutter hat mich gehasst. Ich spürte es, konnte es aber damals noch nicht einordnen. Erst viel, viel später habe ich realisiert, dass sie den Teil in mir gehasst hat, der sie an meine leibliche Mutter erinnert hat. Seit Kurzem weiß ich, was sie an meiner Mutter gehasst hat und es immer noch tut. Ich meine, sie war und ist ganz massiv eifersüchtig auf meine Mutter. Ich denke, meine Mutter verkörperte das, was meine Stiefmutter nie war – meine Mutter war hübsch und ich denke ein »fröhlicher« Mensch, der es gerne lustig hatte. Dies war meine Stiefmutter nie. Sie war sehr ernsthaft und überhaupt nicht lustig oder fröhlich. Es war für mich eine traurige Kindheit. Oftmals lag ich in meinem Zimmer und träumte. Träumte von einem »besseren« Leben, wo ich geliebt würde.

Zum Glück kam ich als Jugendliche in eine kirchliche Jugendgruppe. Plötzlich war ich wer! Man hatte mich gern. Ich hatte dort eine beste Freundin. Bei ihr war ich viel zu Hause, durfte auch dort übernachten. Es waren vier Kinder und ich war noch halbwegs das fünfte. Was für eine Offenbarung, wie man in einer Familie sein kann! Da wurde gelacht und gescherzt, man war fröhlich und hatte einander offensichtlich gern, auch mich! Die ganze Familie hat mich in ihr Herz geschlossen. Heute denke ich, das war meine Rettung. Diese Erfahrung einer »guten« Familie wurde mein Vorbild, und ich trage es heute noch in meinem Herzen.

Von dieser Zeit an machte ich immer wieder gute Erfahrungen, welche mich trugen und mir Kraft gaben. Zwischendurch aber gab es immer wieder auch Zeiten, in denen ich zweifelte, an mir selbst und an meinen Freunden. Jedes Wort der Kritik zog mich hinunter in die Verzweiflung des kleinen Mädchens, das dachte, »die haben mich nicht mehr lieb«. Auch heute noch muss ich aufpassen, dass mich nicht jede noch so gut gemeinte Kritik persönlich stark trifft.

Ich fing an, meine Geschichte meinen Freunden zu erzählen und merkte, dass es mir gut tat, mich zu öffnen, und dass ich auch viele positive Rückmeldungen bekam.

Mit heute 38 Jahren und als Mutter von zwei Buben habe ich immer mehr das Bedürfnis, zu hinterfragen, was denn damals wirklich passiert ist, denn ich realisiere, was es heißt, Kinder zu lieben. Ich nahm Kontakt auf mit meiner verlorenen Mutter. Zu meiner großen Überraschung hat sie sofort reagiert. Sie hat mir signalisiert, dass sie mich sehr gerne sehen und mir erzählen möchte, was aus ihrer Sicht damals passiert ist.

Wir haben uns getroffen, und seitdem ist nichts mehr, wie es war. Sie hat mir ihre Geschichte erzählt. Wie sie meinen Vater geheiratet hat, nachdem sie ein uneheliches Kind (meinen älteren Bruder, der bei ihr blieb) zur Welt gebracht hatte. Dass sie mit meinem Vater einen »sicheren Wert« hatte, dass die beiden aber – rückblickend betrachtet – überhaupt nicht zueinandergepasst haben. Wie sie ihren Jugendfreund wiedertraf und wieder von ihm fasziniert war. Wie sie mit ihm durchbrannte, und dass mein Vater daraufhin die Scheidung beantragte. Dass ihr Scheidungsanwalt zu ihr sagte, es habe keinen Sinn, das Sorgerecht für uns, ihre Kinder, zu beantragen, sie habe überhaupt keine Chance, dieses zu erhalten. Einer Ehebrecherin vertraue man keine Kinder an. Der damalige Gerichtspräsident in unserem Dorf war dazu noch gut bekannt mit meinem Vater und Großvater. Das alles passierte in einem sehr konservativen Umfeld, in dem das Frauenstimmrecht noch lange auf sich warten ließ.

Daraufhin hat unsere Mutter freiwillig auf das Sorgerecht verzichtet. Ohne jegliche Chance wollte sie nicht kämpfen – den Kindern zuliebe nicht, und natürlich auch wegen ihr selbst. Auch auf das Besuchsrecht hat sie verzichtet. Wie sie sagt, sei ihr dies leichter gefallen, als uns alle 3–4 Wochen für kurze Zeit zu sehen und nachher wieder auf uns zu verzichten. Dies kann ich sehr gut verstehen und nachvollziehen. Auch wollte sie Ruhe in unser und ihr Leben bringen. Zur Strafe für ihr »ungebührliches Benehmen« erhielt sie im Scheidungsurteil zwei Jahre Eheverbot!

Wie sie so erzählt hat, ging mir auf, wie viel Kraft es sicher brauchte, so zu handeln, und wie auch sie darunter gelitten hat. Handelt so jemand, der seine Kinder nicht mehr will und nicht liebt? – Sicherlich nicht!

Nun, ich werde meine Mutter weiterhin treffen. Wir haben beide den Wunsch, uns näher kennenzulernen und den Kontakt zu wahren. Ganz langsam und vorsichtig werde ich nun vielleicht endlich das bekommen, was ich mir als Kind so sehnsüchtig gewünscht habe: eine richtige, wahrhaftige Mutter, eine Mutter, die mich lieb hat.

Kommentar

Aus heutiger Sicht sind Geschichten wie diese, wie sie im berühmten Buch *Kinder der Landstraße* beschrieben werden, schwer zu verstehen. Es geht dabei um Kindesentführungen unter dem Deckmantel der »Rettung« von jenischen Kindern[1], die ihren Eltern vom Staat weggenommen und zwangsbevormundet wurden, um sie an eine kleinbürgerliche Lebensweise zu gewöhnen. Wer die Biographie der nun erwachsenen Sonja liest, muss sich an die eindrücklichen staatlichen Entführungen von Kindern und die Verfolgung jenischer Bürgerinnen und Bürger in den 60er und 70er Jahren des letzten Jahrhunderts erinnern. Eine Studie zu den »Kindern der Landstraße« zeigt, dass es in der Schweiz über 500 jenische Kinder gab, die ihren Familien da-

1 Jenische Kinder: *(rotwelsch)* Kinder von Landfahrern

mals weggenommen und zwangsbevormundet wurden. Ihr Schicksal hat in den 80er Jahren des letzten Jahrhunderts die schweizerische Öffentlichkeit beschäftigt und empört.

Sonjas Geschichte zeigt, wie ein Mensch trotz widrigster Umstände sich aus den Fesseln der Bevormundung durch den Staat Schritt um Schritt befreit hat. Sonja hat mit großer Anstrengung die Mutter wiedergefunden, welche ihr und ihren Geschwistern weggenommen wurde, weil sie sich nicht »konform« verhalten hat. Die Behörden haben Sonja und ihrem Bruder beigebracht, dass ihre Mutter sie böswillig verlassen habe und dass ihre Mutter die Kinder »nicht wollte«.

Zum Glück hat Sonja den Mut aufgebracht, ihre Mutter aus eigenen Stücken zu suchen und schließlich zu finden. Große Hilfe bedeutete ihr dabei die Erfahrung mit einer wohlwollenden, liebevollen befreundeten Familie, die zu ihrer Rettung wurde. Und eine besondere Hilfe war auch ihr Ehemann, der ihren Mut unterstützte und ihr die innere Sicherheit vermittelte, eigenständig zu handeln. Wie sie ohne diese Unterstützung gehandelt hätte, bleibt offen.

8. Unfalltod eines jungen Mannes im Militär

Linus

Bericht von Linus' Mutter

Am 13. März 2007 ist unser Sohn Linus im Alter von 24 Jahren bei einem Verkehrsunfall anlässlich einer militärischen Übung im französischen Jura ums Leben gekommen. Erfahren habe ich dies über einen Anruf unseres jüngeren Sohns Markus, im Lehrerzimmer der Schule. Als ich den Anruf entgegennahm, war mir sofort klar, dass etwas ganz Schlimmes passiert sein musste. Sofort anerbot sich ein Arbeitskollege, mich nach Hause zu bringen. Er war es auch, der meinen Mann an seinem Arbeitsplatz, dem Gymnasium in A., abholte und ihm die bestürzende Nachricht übermittelte.

Ich war wie in Watte eingepackt, und alles schien irreal. In unserer Stube standen der Schulkommandant und der Feldprediger. Der Kommandant erschien als eher empathischer Mensch, erzählte von seiner eigenen Familie und versuchte, nichts zu beschönigen oder sogar zu überdecken. Der Feldprediger hingegen, in seiner Funktion als Seelsorger, war mit der schwierigen Situation völlig überfordert. Er versuchte uns zu überzeugen, dass das Pfarramt im Dorf benachrichtigt werden müsse. Dies war für mich keine hilfreiche Option, ging doch vor kurzer Zeit eine Tochter des einen Pfarrers zu mir in die Schule, und der andere Pfarrer war als Evangelikaler weit weg von meiner Einstellung der Kirche gegenüber. Trotz meiner Gegenwehr beharrte der Feldprediger sicher dreimal auf seinem Standpunkt. Im Nachhinein frage ich mich, woher ich meine Hartnäckigkeit nahm, mich diesem Menschen zu widersetzen. Für mich war bloß die eine Frage relevant: Wo war unser Sohn Linus zu diesem Zeitpunkt? Niemand konnte uns dies sagen. Eigentlich wollte ich nur das eine: zu ihm gehen.

Kurz nach dem Eintreffen meines Mannes überlegten wir drei Familienmitglieder (Mutter, Vater, Bruder), wer uns in dieser belastenden Situation weiterhelfen könnte. Mein Mann telefonierte mit meiner Schwägerin (Frau meines Bruders) und mit unserem Hausarzt. Dieser schloss sofort seine Praxis und kam zu uns. Ebenso war meine Schwägerin nach kurzer Zeit bei uns. Nun begann das lange Warten. Auch die beiden noch anwesenden Militärs hatten keine Informationen zu den für uns wichtigsten Fragen und bekamen auch keine seitens ihrer Institution. Die Telefonate mit dem Spital (in der Zwischenzeit hatten wir erfahren, dass Linus dorthin überführt worden war) übernahm unser Hausarzt, alles Formelle meine Schwägerin.

Am nächsten Tag fuhren wir mit dem Hausarzt und meinem Bruder, der als Oberst das Militär in- und auswendig kennt, zur Unfallstelle. Die beiden hielten alle Eindringlinge von uns fern, sodass wir uns konzentrieren konnten auf die Besinnung am Unfallort und den letzten Besuch und endgültigen Abschied von unserem Sohn in der Aufbahrungshalle des Spitals.

In der folgenden Zeit kam täglich meine Schwägerin zu uns und nahm uns alles Formelle (z. B. die Benachrichtigung offizieller Stellen) sowie die täglichen Verrichtungen wie Einkauf, Essen kochen usw. ab, sodass wir uns aufs Wesentliche beschränken konnten: jeder auf seine eigene Trauerarbeit, die Entscheidung für Todesanzeigen, den Pfarrer, die Beerdigung etc. Vom Hausarzt bekamen wir für alle Fälle die Handynummer mit der Erlaubnis, auch nachts anzurufen. Dies erwies sich im Nachhinein als äußerst hilfreich. Nie mussten wir von diesem Angebot Gebrauch machen, aber allein der Gedanke daran beruhigte uns unendlich.

Auch trotz aller Hilfestellungen war für uns noch außerordentlich viel zu tun! Nur schon die Gestaltung der Todesanzeige, die Vorbereitung der Beerdigung – wir wollten alles so persönlich wie möglich halten. Damit begann der lange Weg durch die Institutionen. Eine sehr gute Freundin von mir übernahm als Zeichenlehrerin die Gestaltung der Todesanzeige mit Schwarzdornzweigen. – Auf einem Rundgang durch unseren großen Garten hatten wir von dort spontan Zweige mit Knospen von Schwarzdorn zur Niederlegung an der Unfallstelle mitgenommen. Später lasen wir, dass Schwarzdorn bei den Kelten ein Zeichen der Stärke und des Widerstandes war.

Die Kirche wurde gegen die allgemeinen Bestimmungen und gegen den Widerstand des Sigristen[2] *von einer uns bekannten Floristin mit Schwarzdornzweigen geschmückt. Ein von uns überaus geschätzter Pfarrer, den wir schon lange kannten, übernahm die Urnenbeisetzung und die Predigt. Ein langjähriger Freund von mir gestaltete den Lebenslauf von Linus zusammen mit unserem jüngeren Sohn Matthias*

2 Sigrist: *(schweizerisch)* Küster

und einem befreundeten Musiker. Die Grabstätte sollte nicht auf dem Gemeindefriedhof sein, da sich dieser zwischen zwei Straßen und der Eisenbahn befindet. Der gewählte Friedhof liegt am Waldrand, genauso wie unser Haus. Und er ist auch noch näher bei uns. Zufälligerweise bekleidet eine Freundin meines Bruders das Amt einer Gemeinderätin, und so wurde uns auch – entgegen allen Bestimmungen – der Grabplatz in der Nachbargemeinde gewährt.

Warum schreibe ich dies alles? Mit der zeitlichen Distanz merke ich, wie immens wichtig mir alle diese Punkte sind. Wichtig auch die Hartnäckigkeit, mich über Konventionen hinweggesetzt und alles so geregelt zu haben, dass es für uns stimmte. Nur so konnte ich zur Ruhe kommen, im Wissen darum, alles Menschenmögliche getan zu haben für die letzte Würdigung unseres Sohnes. Sinnigerweise hat sich ein alter Freund von mir, ein Tierarzt, der sich in seiner Freizeit als Steinmetz betätigt, bereiterklärt, den Grabstein herzustellen. Dieser soll um den Jahrestag des Todes von Linus herum gesetzt werden.

Alle unsere Freunde überwältigten und überwältigen uns immer noch mit ihrer Betreuungsarbeit. Unsere lieben deutschen Freunde fuhren nach dem Unfall zweimal mehr als 500 Kilometer zu uns. Das Beziehungsnetz in unserer näheren und weiteren Umgebung funktioniert auf wundersame Weise. Zu allen schwierigen Zeiten (Geburtstage, Allerheiligen, Weihnachten, Neujahr …) kriegen wir Zeichen in Form von Karten und Liebenswürdigkeiten. Immer wieder steht eine Kerze vor der Tür oder ein Korb voll Äpfel oder eine Schachtel mit Tee oder ein Blumenstrauß. Auch ist meine eigene Familie wieder viel näher zusammengerückt. Meine Eltern und mein Bruder mit seiner Familie beklagen den Tod von Linus sehr! Sie helfen unser Leid tragen, sind jederzeit für uns da. Unsere Freunde lassen uns wissen, dass wir nicht alleine sein sollten an schwierigen Tagen. Anrufe genügen, jemand ist immer für uns da. Es sind so viele Hände, die uns auffangen und vor dem Fall in die Tiefe bewahren.

Auch am Arbeitsplatz kam uns beiden eine Welle der Anteilnahme entgegen und ließ uns wissen, dass wir jederzeit auf die von uns benötigte Entlastung zählen können. Die Schulleitungen beider Schulen erwiesen und erweisen sich als außerordentlich großzügig.

Neben unseren Freunden haben auch uns weniger nahestehende Menschen ihre Anteilnahme gezeigt. Selbst wenn unsere direkte Nachbarin nichts gesagt hat, keine Worte gefunden hat, so spüren wir doch ihre Anteilnahme. Auch die Leute im Dorf, unsere ehemalige Putzhilfe, die Bibliothekarin, die Eltern der Schulkinder, sie alle haben ihre Bestürzung und damit ihre Anteilnahme in irgendeiner Form kundgetan.

Wichtig allerdings war und ist jetzt wieder der Alltag – nicht immer darüber reden müssen, in Ruhe gelassen werden, die Balance finden. Neben der Hilfe der vielen lieben Leute suchten sowohl mein Mann als auch ich regelmäßig eine Therapeutin auf. Ich erfuhr eine riesige Entlastung gegenüber gesellschaftlichen Konventionen und wurde sehr ermutigt, meinen eigenen Weg zu gehen – nicht nur in der Trauer, sondern in meinem Leben überhaupt. In diesem Sinn hat der Tod unseres Sohnes, so schmerzhaft er ist, auch in meinem Leben grundlegende Spuren hinterlassen. Ich habe gelernt, vieles in meinem Leben anders zu gewichten, mir konkret mehr Inseln für mich in meinem Alltag zu schaffen. Eine Frage ist und bleibt jedoch offen: Warum und wie können Menschen trotz dieses absoluten »Supergaus« weitermachen und immer wieder Kräfte mobilisieren?

Eine eher traurige Rolle spielte und spielt bei unserem tragischen Erlebnis die offizielle Seite, nämlich die Militärversicherung, die militärische Untersuchungskommission, die militärischen Instanzen überhaupt. Anlässlich einer Befragung der verantwortlichen Person bei der Versicherung musste ich Rede und Antwort stehen über mein Verhältnis zu meinem verstorbenen Sohn. Ob ich wohl zu nahe und zu innig verbunden gewesen sei mit ihm? Und das Verhältnis der beiden Brüder, ob das (zu) gut gewesen sei? Wie man denn so etwas mache, eine Trauerbegleitung? Zudem wurden wir genauestens befragt über unsere Vermögensverhältnisse, mit der Aufforderung, der Versicherung unseren Steuerausweis zukommen zu lassen. Erst als unser Anwalt dies mit Nachdruck zu verhindern versuchte und seine Stellung als Politiker bekannt machte, ließ der Befrager von solchen peinlichen Erkundigungen ab. Dies alles schmeckt auch im Nachhinein sehr bitter! Sogar mein langer und sehr persönlicher Brief an Bundesrat Sch. blieb bis zur Nachfrage unseres Anwalts (ein halbes Jahr später) unbeantwortet. Dann kam im neuen Jahr ein Brief mit guten Weihnachtswünschen, einer Entschuldigung von »vergessen« und einem Spruch, den wir aus allen Schreiben von offizieller Seite kannten!

Es sind jetzt zehn Monate her, seit Linus gestorben ist, und die Untersuchungen sind noch immer nicht abgeschlossen. Wir haben auch keinen Vorschlag für einen Zeithorizont bekommen. Darunter leiden wir sehr. Unser tiefes Bedürfnis wäre, in unserer Trauer Ruhe zu finden und sie fließen lassen zu können, ohne unbeantwortete Fragen seitens der Behörden!

Allen Menschen, die jemals in eine solch schwere Situation kommen, empfehle ich, in ihrem Leben die zwischenmenschlichen Beziehungen intensiv zu pflegen. Das wichtigste für uns war und ist unser intaktes Beziehungsnetz und der gute Zusammenhalt in der Familie. Was würden wir tun ohne alle die stützenden Hände, die uns auffangen und uns nicht abstürzen lassen? Als ich kürzlich bemerkte, es sei nicht selbstverständlich, dass uns liebe Freunde so intensiv stützten, antwortete mein Mann: »Das hätten wir selber auch so gemacht. Die Leute spüren lassen, dass man echt Anteil nimmt.«

Was uns auch geholfen hat, sind die vielen kleinen, aber sich täglich wiederholenden Rituale. Diese sind so verinnerlicht, dass sie in Extremsituationen abrufbar sind und einem Halt geben. Wir sind eine gewöhnliche Familie, die nach »alten« Mustern funktioniert (füreinander da sein ohne Abrechnungen oder Rechnungen, wer hat wem wie viel geholfen?). Ich bin dankbar dafür.

Bericht von Linus' Vater

Rituale

Ein eigenes Kind zu verlieren, heißt, einen Teil seiner selbst zu verlieren. Wie durch einen lautlosen Blitzschlag wurde ein besonders wichtiger Teil meiner Seele verletzt oder gar abgesprengt. Und dieser fehlende Teil schmerzt dennoch weiter, wie in einem Fieberschub.

In den ersten Tagen nach der Todesbotschaft aus dem Militärdienst im Kanton Jura stieß ich auf seelische Abgründe – und es stiegen spontan auch innige Bilder aus tief abgelagerten Schichten in mein Bewusstsein hoch: Erinnerungen an Geburt, Taufe, Glücksmomente mit dem kleinen Kind, an gemeinsame Bergtouren, lebhafte Diskussionen, Ferien am Wasser in Skandinavien. Und dann immer wieder diese tiefe Verzweiflung!

Zwei Wochen nach dem Todestag stürzte ich mich wieder in die Arbeit, weil ich wusste, dass ich irgendwie überleben muss und will. Ich empfand eine tiefe Spaltung zwischen meinem oberflächlichen »Funktionieren« im Beruf und Alltag und den schmerzhaften Gefühlen zu Hause, wo noch seine Schuhe und Kleider waren und alles an Linus erinnerte.

Wir wurden sehr gut umsorgt durch Freunde und Bekannte und auch durch den Hausarzt. Es wurden lange Gespräche geführt, die uns halfen, alle notwendigen Begegnungen mit den am Unfall beteiligten jungen Menschen, den Vorgesetzten und auch dem toten Körper unseres Sohnes irgendwie zu überstehen.

Neben den christlichen Ritualen am Grab und in der Kirche halfen mir die unzähligen Umarmungen mit unseren Verwandten und Freunden. In dieser seelischen und körperlichen Nähe zu Menschen fand ich auch eine gemeinsame Nähe zu Linus. Manchmal war er spürbar bei uns. Auch aus Sorge um meine Frau und den jüngeren Sohn planten wir im ersten Monat viele fast schon rituelle Anlässe im engeren Familienkreis, wie gemeinsames Trauern, Familienessen, Ausflüge, Skitouren. Die kleinen Kinder meines Schwagers brachten das Leben zurück, und der nahe Zusammenhalt unter uns Überlebenden gab uns so etwas wie Geborgenheit.

Was konnte ich für Linus tun, diesen lebensbejahenden kraftvollen jungen Mann, der eben noch seine Prüfung an der Uni mit eindrücklicher Leistung bestanden hatte? Sein Lebensmittelpunkt war in Bern. Viele Weggefährten unseres Sohnes aus Schule, Studium und Politik schrieben uns, nahmen Kontakt mit uns auf.

Die Idee für eine Pflanzaktion in einem nahen Naturschutzgebiet kam mir spontan in den Sinn: Linus hatte dort eine größere Untersuchung für seine Maturitätsarbeit durchgeführt. Die zuständige Gemeindebehörde war mit der Pflanzung einer Hecke einverstanden. Im April, knapp vor seinem 24. Geburtstag, trafen sich rund dreißig, meist junge Leute im »Schürlifeld«, dem besagten Naturschutzgebiet in unserem Tal. Wir hackten Löcher für unzählige kleine Büsche, setzten diese und begossen die Wurzeln mit Wasser und schützten sie mit einem Drahtzaun vor Verbiss. Ein Freund mit einer Baumschule im »Seeland« hatte die Samen für diese Gehölze meist im Jura gesammelt und großgezogen. Auch eine stattliche Linde und ein Feldahorn waren dabei! Der Kiesboden war hart und das Wetter ungewöhnlich schön und warm. Wir pickelten so gut es ging, schwitzten gemeinsam, »klopften Sprüche« und unterdrückten manchmal auch unsere Tränen.

Die spontane, zupackende Art der jungen Menschen passte so gut zu Linus! Ich glaubte, seine Stimme zu hören: »Komm Paps, du musst das Leben nicht so ernst nehmen, mach dir keine Sorgen, es geht weiter …« War nicht eben sein blonder Haarschopf hinter der nächsten Baumgruppe verschwunden?

Neben unserem jüngeren Sohn waren auch mein Bruder mit seinem kleinen Sohn mit dabei sowie der ehemalige Klassenlehrer von Linus; das männliche Element dominierte klar. Anschließend wurde die ganze Schar in unserem Garten verpflegt. Ein Freundespaar übernahm die ganze Arbeit, kochte Suppe und brachte viele feine Zutaten mit. Es wurde fast zu einem beschwingten Anlass, ganz im Sinne von Linus.

Rituale weisen eine symbolische, metaphysische Seite auf: Nicht alle gepflanzten Büsche werden auf dem kargen Kiesboden überleben. Aber einige werden weiter wachsen und blühen – wie der Schwarzdorn auf der Todesanzeige. Sich vermehren, absterben – und sich wieder erneuern – und sich so in den ewigen Naturkreislauf eingliedern. Die Natur beinhaltet solche Zyklen, und auch wir sind letztlich ein Teil von ihnen. Solche Naturkreisläufe erlebte ich besonders intensiv bei meiner Arbeit als Biologe in einem tropischen Regenwald. Damals wurde ich von einheimischen Waldkennern begleitet, die alle schon eigene Kinder verloren hatten. Diese Not in einem Drittweltland konnte ich damals nicht wirklich nachvollziehen. In den Wochen nach der Pflanzung wurde ich mit vielen solcher alter Erinnerungen konfrontiert: meine Reise zu Indianerdörfern in New Mexiko und Arizona, die dazu gelesenen Berichte über Leben und Religion von Naturvölkern und auch Werke von C. G. Jung vermischten sich in meiner Erinnerung. Die christlichen Bilder und Symbole in einem Gottesdienst konnten mir in meiner Trauer helfen.

Bei Erlebnissen in der Natur, beim Durchstreifen eines Waldreservates und bei Wanderungen im Jura fühle ich mich Linus besonders nahe.

Kommentar

Spiritualität in Familien ist ein auffallend vernachlässigter Aspekt in therapeutischen Modellen, wie ich das beschrieben habe. Was in den 90er Jahren des letzten Jahrhunderts im Namen von »Wissenschaftlichkeit« über unser Feld hereingebrochen ist, lässt sich schwer vereinbaren mit der Beschreibung spiritueller Quellen von Menschen und ihrem Umgang mit kritischen Lebensereignissen. Resilienz ist als Gedeihen trotz widriger Umstände zu denken. In den USA heißt die entsprechende Tendenz »das überholte familientherapeutische Modell aus den 90er Jahren«. Dass dieses Modell keineswegs überholt ist, zeigt sich eindrücklich in Texten, welche sich am postmodernen

Jargon der 90er Jahre orientieren, zum Beispiel mit dem Hinweis auf »die Operationen des Beobachters« (zu Deutsch: was ein Beobachter denkt und fühlt).

Seit Sigmund Freud Religion als Illusion charakterisierte, wurden Therapie und Spiritualität voneinander getrennt. Zum Schaden von beiden! Wer aufmerksam den vorliegenden Text liest, mit dem eine Mutter beschreibt, wie sich der Unfalltod ihres 24-jährigen Sohnes auf sie, den Vater und den Bruder des jungen Mannes auswirkt, kann mit der beschriebenen pseudowissenschaftlichen Tendenz nichts anfangen. Als nicht-kirchlich orientierte Protestantin, deren Denken und Fühlen aber seit der Kindheit tief verankert sind in christlicher Moral und Spiritualität, liegt mir die Trennung von Therapie und Spiritualität in meinem Fühlen, Denken und Handeln fern. In den Gesprächen mit den Eltern und dem Bruder des tödlich verunglückten Linus sind mir manchmal Tränen gekommen, wenn ich mich von ganzem Herzen eingelassen habe auf die Familie, und ich habe mich meiner Tränen nicht geschämt.

Sprache, Affekt und moralische Verantwortlichkeit sind Aspekte der gleichen Wirklichkeit (Doherty 1995). Ich bin überzeugt, dass eine solche Ganzheit in einem therapeutischen Modell der Begegnung für Klienten spürbar wird, und dass die Familie des toten jungen Mannes die darin enthaltene Botschaft wahrgenommen hat. Ich wüsste nicht, wie die Familie ohne diese Erfahrung den Mut gefunden hätte, den langen Weg in meine Sprechstunde immer wieder auf sich zu nehmen und ihr Erleben sogar schriftlich zu dokumentieren.

9. Plötzlicher Tod des Ehepartners

Verankerung der Trauer im Alltag: Hansrudolf und Susanne

Susannes Berichte

»Wenn du weiterhin den Nussbaum küsst
und ich ihm Mist gebe, wird er überleben.«

Diesen Satz von Hansrudolf musste ich gleichsam als Motto meinem Beitrag zu diesem Buch voranstellen, denn er bringt einen wichtigen Teil unserer Paarbeziehung zum Ausdruck. Dass Hansrudolf jederzeit für mich da war, wenn ich wieder einmal verzweifelt war angesichts des Leidens von Mensch und Tier und des oftmals gedankenlosen Umgangs mit der Natur und ihrem Sterben gehört dazu. So beunruhigte mich auch das »Dahinserbeln« des großen Nussbaums vor dem Haus. Man sagt übrigens dem Nussbaum nach, dass er Klarheit vermittelt und das Bindeglied zwischen Erde und Himmel darstellt. Wie dem auch sei: Er war und ist mein Lebensbaum. Hansrudolf war kein wortreicher Tröster (weder für mich noch für andere). Er vertrat das Vernünftige und handelte. Er war ein Pragmatiker (mit Herz). Andererseits konnte mich seine Vernunft in lodernde Wut bringen. Sein »Ich sehe keine Notwendigkeit« war für mich eine Hammerschlagmethode, um Höhenflugideen schon im Keim zu ersticken. Er war oft in sich gekehrt und wollte in Ruhe gelassen werden und »Bitte keine Diskussion nach 10 Uhr abends«. Damit hatte er mich überlistet, weil ich am anderen Tag »bei Licht« das ganze Diskussionsobjekt meist nicht vergessen hatte, aber lächerlich fand. Ich schätzte seine treffenden Aussagen, und er mochte meine Geschichten in Fortsetzungen. Er fand mich oft mühsam, aber »es lohnt sich«. Ich hingegen litt – vor allem anfänglich – sehr unter seinem Sich-zurückziehen, begann auch bald, mehr oder weniger geschickt, verhärtete Stellen aufzubrechen, die durch frühere Verletzungen entstanden waren. Durch diese Arbeit aneinander gelang es uns, viele verborgene Möglichkeiten im anderen und in uns selbst herauszuholen – zum Nutzen für uns beide und für unsere Ehe. Sicher, es gab immer wieder Divergenzen, die auf sanfte oder heftige Art bereinigt wurden. Unsere

Arbeitsbereiche überschnitten sich teilweise, und wir waren uns wertvolle Gesprächspartner. Hansrudolf war immer »allround« informiert und konnte mir aus seinem profunden Wissen heraus jederzeit viele nützliche Tipps und Ratschläge für meine Arbeit geben. Ich hingegen »bediente« ihn aus meiner Ideenkiste. Im beruflichen wie auch im Familienbereich konnten wir uns absolut aufeinander verlassen.

Wir lebten also (landläufig verstanden) keine harmonische Ehe – aber eine spannende, farbige, sich immer wieder erneuernde. Um es mit Saint Exupérys Worten auszudrücken: Die Arbeit und die tägliche Pflege des Rosenbaums (unsere Ehe) machte ihn (sie) wertvoll.

Am 12. November war alles zu Ende …

Ich wähnte mich in einem Albtraum. Zwar erledigte ich (wie ferngesteuert) alles, was es zu tun gab (mit meinen Töchtern und engsten Freunden an meiner Seite), formulierte eine kurze, Hansrudolfs Wesen charakterisierende Anzeige und bat einen jungen Freund, einige Abschiedsworte zu sprechen. Nach der Beerdigung zerbrach ich – so schien mir – in tausend Stücke.

An die Zeit danach erinnere ich mich nur undeutlich. Sie war ausgefüllt mit dem Erledigen von Formalitäten, mit Gängen zu Ämtern (wir waren quasi eine Patchworkfamilie, was alles Rechtliche zusätzlich komplizierte), mit gut meinenden Besuchern und liebevoller Betreuung durch meine Töchter und mit Verzweiflung und Heulen … Einzig in meinem beruflichen Alltag war ich wirklich präsent.

Ich vermisste Hansrudolf unsäglich, alles an ihm. Sogar seinen »muffen« Kopf, wenn ihm etwas nicht passte, das Zittern des rechten Nasenflügels, wenn er sich über etwas oder jemanden amüsierte, das gemeinsame Tun, seine Hand in meiner … vor allem aber das Gespräch.

Ein Abend wie die bisherigen: Weinen und Musik hören, das Band des Telefonbeantworters mit Hansrudolfs Stimme abspulen, in alten Fotos herumkramen, ihn suchen … Im Spiegel entdecke ich (»wo kommt die jetzt so plötzlich her?«) eine ziemlich große Schwellung am Hals, ein Kropf (er wurde später punktiert und als medizinisch harmlos befunden). Eine Metapher für meine Sprachlosigkeit, für all die unausgesprochenen, stecken gebliebenen Worte? Ich setze mich an meine Schreibmaschine.

Brief an Hansrudolf nach seinem Tod

»Ich schreibe dir, obwohl du tot bist (so verrückt kann nur deine Frau sein). Ich sitze hier vor dem Haus und weine vor mich hin. Es ist heute – glaube ich – der 25. Februar und unglaublich frühlingshaft. Die Sonne wärmt schon ziemlich angenehm. Es ist Wetter, so wie du es liebst. Nein: wie du es geliebt hast. Massenhaft sprießen die Schneeglöcklein aus dem Boden. Vielleicht werde ich einen Riesenstrauß für dich pflücken und dir aufs Grab legen. Aufs Grab!!! Wenn du noch etwas denken oder fühlen kannst, dort wo du jetzt bist (die Esoteriker in meiner Umgebung behaupten das), weißt du noch, dass ich dir sagte, wenn du vor mir sterben solltest, möchte ich mich neben dich hinlegen und mit dir zusammen jene unbekannte Grenze überschreiten? (Diesen Termin habe ich verpasst.) Du meintest damals lächelnd: Das ehrt mich, aber noch bin ich am Leben.

Die Esel rufen auf der Weide. Ich werde mich jetzt um sie kümmern müssen. Während der ersten Wochen nach deinem Tode konnte ich sie kaum bändigen. Sie waren total ungebärdig. Jetzt geht's schon etwas besser. Sie scheinen nun akzeptiert zu haben, dass Andi und Cornelia und ich ihre »Meister« sind. Esel haben offenbar ein zirka zweimonatiges Erinnerungsvermögen, das heißt, sie scheinen ihre Gewohnheiten nach etwa zwei Monaten auf andere Menschen (so vorhanden in ähnlicher Qualität) übertragen zu können. Da ich jedoch kein Esel bin, kann ich das leider leider nicht. Ein Esel sieht (zum Glück für ihn) auch nicht in die Zukunft. Da ich keiner bin, sehe ich einigermaßen. Ich bin verzweifelt.

Die Leute sagen, um mich zu trösten: »Du hast doch schöne Erinnerungen und kannst davon zehren.« Sicher, ich bin dankbar für alles Schöne. Ich bin auch dankbar für unsere Auseinandersetzungen. Aber eben, all diese Erinnerungen bringen es fertig, dass ich an nichts mehr Freude haben kann (ist das jemals änderbar?): Das Schöne wurde schon gelebt. Fertig, Schluss! Alles Andere wäre Abklatsch und ich würde das Gewesene darin suchen. Und es vermissen.

Die Erinnerungen. Angefangen an jenem Abend, als wir uns kennenlernten! Ich spürte ein großes Glücksgefühl. Ich liebte dich sogleich. Wie viele Male in den vergangen Jahren hatte ich aber auch eine Wut auf dich! Ich habe jedoch über meine Gefühle immer offen geredet. So muss ich jetzt weder etwas gutmachen wollen, noch dich demontieren (postum). Man könnte sagen: Diese 22 Jahre waren »vollbracht«, vollendet. Aber was beginne ich mit dem Rest und dem Wissen, dass du so gerne noch weitergelebt hättest? (Wiederum die Esoteriker. Sie sagen, du habest es jetzt sehr viel schöner als jemals auf Erden, und »niemand möchte wieder zurückkehren«. Wenn das stimmen würde, wäre ich einerseits erleichtert, dass du es schön hast. Andererseits wütend, dass du mich allein lässt. Preisgegeben dem schwer zu bewältigenden Alltag, der Aussicht auf eventuelle Krankheit.)

Jeden Tag erlebe ich so viele Dinge, die ich dir unbedingt erzählen möchte. Aber schreiben? Ich müsste auch »sortieren«, was ist wichtig, was nicht. Was lohnt sich aufzuarbeiten, was nicht. Ohne Gespräche mit dir sind die Tage kaum auszuhalten (das habe ich immer schon geahnt). Wenn ich aber davon ausgehe, dass mit dem Tod alles zu Ende ist (wie Andi denkt), dann wäre es idiotisch, dir zu schreiben. Dann täte ich es für mich selber, als »Überlebensstrategie«. Könnte das ein trifftiger Grund sein?

Jetzt ist er da, der Frühling. Im vergangenen Herbst, als die letzten Arbeiten im Garten getan waren, sagtest du, über die Wiesen schauend, ich freue mich so sehr, bis alles Grüne hervorquillt. Jetzt ist es soweit. Die Vögel sind in geschäftiger Aktion, alles grünt und sprießt, scheint hoffnungsfroh.

Menschen, die mich trösten wollen, sagen: »Ja ja, das dauert lange, bis man den Tod eines geliebten Menschen überwunden hat.« Was heißt da »überwunden«? Wenn mit Überwinden Akzeptieren gemeint ist, ja. Wenn Überwinden Darüberhinweggehen heißen soll, nein. Solche Menschen sagen dann auch: »Der Schmerz wird verblassen.« Verblassen? Verblasst dann auch das Ereignis an sich, als nächstes die Vergangenheit? Verblasst die Erinnerung an Worte, Gesten, den Körper, das »Muff-sein«? Verblasst, das heißt ist nicht mehr farbig! Das will ich nicht. Die Erinnerung soll farbig sein. Auch um den Preis des Schmerzes. So ist das.

Wenn ich davon ausgehe, dass ich mit dir pro Tag (zusammengerechnet) mindestens drei Stunden sprach (ernsthaft, lustig oder quatschig), so macht das im Monat 90 Stunden. Ich bin also heute mindestens 630 Stunden im Rückstand (wird man da nicht einfach krank??). Es ist überhaupt nicht besser, wenn ich mit jemandem zusammen bin, denn dann weiß ich, dass ich dir von meinem Zusammensein mit dieser oder jenem erzählen möchte. Dann fühle ich mich doppelt allein. Mein Alltag ist mühsam, beschwerlich und freudlos. Was irgendwie geht, lasse ich liegen z.B. Schreibereien, die ich erledigen sollte im Zusammenhang mit meiner Arbeit. Mein Interesse an den Tieren ist erlahmt (auch das habe ich einst vorausgesehen), der neue, von Cornelia und Andi geschenkte Hund macht mich nervös und ich schreie ihn oft an. Die »Datscha« ist Belastung, die Wohnung macht keine Freude mehr. Am besten geht es mir im Auto (ich und Auto, wer hätte das gedacht?). Ich möchte immer weiter fahren, weiter ... weiter, bis ich bei dir bin?

Eine Zeitlang habe ich viel Musik gehört (Händel). Das jetzt auch nicht mehr. Deine Stimme auf dem Anrufbeantworter: Ich liebe sie. Wenn ich mich nicht täusche, bin ich in einer Depression (auf reaktiver oder auf endogener Grundlage?!). Ha-ha. Beruflich, das heißt, wenn ich Klienten gegenübersitze, funktioniere ich gut (wie früher). Mein Verantwortungsbewusstsein: Sollte sich dieses verflüchtigen, würde ich wohl total zusammenbrechen, mich in Tränen auflösen, mich um nichts kümmern, nicht um Mensch und Tier, alles vergammeln lassen ... auch mich.

Heute war ich mit dem versprochenen Blumenstrauß an deinem Grab. Wenn ich aber davon ausginge, dass du hörst, was ich dir sage, und liest, was ich dir schreibe, dann ist dort ja ohnehin nichts anderes als dein kaputter Körper. Dann hast du dort nichts von den Blumen, und ich keine Begegnung mit dir. Sowieso nicht, wenn du auch als Seele nicht existent bist! Wieder vorausgesetzt, dass du mich siehst, dann müsste ich dir eigentlich nicht schreiben, wie ich heulend durch die Gegend fuhr. Einhändig, weil ich die andere Hand brauchte, um die Tränen abzuputzen. Trotzdem bemühte ich mich, einigermaßen verantwortungsvoll zu fahren. Auf dem Friedhof stolperte ich tränenblind zwischen den Gräbern durch. Mir scheint, nur ich heule dort. Aber es gibt doch massenhaft Witwen! Nochmals: Unverständlich bin ich mir zwar nicht. Wir haben die Sprache, um uns verständlich zu machen. Jemandem. (Selbst die Tiere kommunizieren miteinander.) Laut Hans Saner (Philosoph) ist die menschliche Sprache die größte Erfindung überhaupt. Sie ermögliche ein Vorwärts- ebenso wie ein Zurückgehen. Dadurch könnten wir die Vergangenheit zurückholen und somit die Toten wieder lebendig machen. Wodurch der Auferstehungsgedanke entstanden sei. Meint der Philosoph. Also nehme ich weiterhin an, dass du mir zuhörst. Aber was für ein »Gespräch« ist das? Der eine spricht, und vom andern hört man keinen Ton? Sogar für uns zwei eine außergewöhnliche Situation. Deshalb für uns, weil doch eher ich die Sprechfreudige war. Netterweise sagtest du, dass ich (meistens) nicht blöd daherquatsche, und gingst auf meine Themen ein. Jetzt aber bist du tot und gibst keine Antwort. Ich bin verzweifelt.

Da bin ich wieder, mein Liebster, und warte auf Elisabeth und Jean (er hat für die obere Schafweide ein neues Türchen gebaut). Ich sitze an der warmen Hausmauer und lese »Psychologisches« auf der Suche nach etwas Passendem für meinen mühsamen Klienten B. Dabei stoße ich auf die Passage, dass nach einer geglückten Beziehung der Übriggebliebene gestärkt weiterleben kann, gleich einem Kind, das aus der Symbiose kommend imstande ist, einen nächsten Entwicklungsschritt zu tun. Noch fühle ich mich nicht gestärkt. Aber die Theorie kann stimmen. Also: Wenn ich deine guten (für mich nützlichen) Eigenschaften internalisieren könnte, sie in mir hätte, wäre ich reicher, dadurch irgendwie stärker, stärker als vorher. Naja ...

»Mach die Gebärden des Lebens«, sagt in Steinbecks »East of Eden« der weise Chinese zum verzweifelten Adam. Ich nehme die Einladung von Ella und Rolf zu einer Griechenlandwoche an.

Mein Liebster, da bin ich wieder. Von Griechenland zurückgekehrt. Während der ersten zwei Tage glaubte ich, es dort nicht aushalten zu können. Ich ging den fast menschenleeren Strand entlang, sprach mit dir, sah mit deinen Augen ... Das Meer, das du so sehr geliebt hast. Wie das Dunkelblau des Horizonts in das Blau des Himmels überging ... Die leichte Brandung, Sand und Steine und Steinchen und Muscheln ... (für Sekunden dachte ich: »Wenn ich wieder zu Hause bin, werde ich Hansrudolf davon erzählen«, dann aber: »Nie mehr, ganz und gar nie mehr werde ich Hansrudolf irgendetwas erzählen können«). Ich versuchte, deine Hand in meiner zu spüren. Dann die Gebärden des Lebens: Ich spielte mit den Kindern Theater, wir verkleideten uns, wir lachten ... Ich lebte ein paar unwirkliche Tage. Einmal aber träumte ich, du seiest tot und ich war unsäglich verzweifelt und schrie und heulte ... und wachte auf, sah mich im kleinen Gastzimmer von Katarina, für den Bruchteil einer Sekunde unermesslich erleichtert: Das war ja nur ein Traum. Blitzartig holte mich die Realität ein, mir schien, ich falle – unrettbar – in eine schauderhafte Dunkelheit, welch' Grauen! Ich schaffte es, mich aufzurappeln und bat dich flüsternd, mir beizustehen.

Wir haben uns oft Gedanken gemacht über die Unersetzbarkeit eines Menschen, fragten uns, ist das eine Illusion? Ist jedermann ersetzbar? Jetzt aber weiß ich es: Du jedenfalls bist für mich nicht ersetzbar. Du als Ganzheit nicht, vielleicht Teile von dir?! Ich trauere so sehr (bin eine

Klageliese!). Als ich dem Paar Z. in Tränen gegenüberstand, streichelte Herr Z. mich und sagte: »Die Zeit schleift ab« ... Alle sprechen so ähnlich. Abschleifen, überwinden ...? Mich daran gewöhnen, dass ich in mir keine Fröhlichkeit mehr habe? In meiner Arbeit aber zehre ich noch von den letzten Vorräten im offenbar ziemlich großen Reservoir.

Mitte August. Mein Liebster. So sehr Vermisster. Ich sehe dich tagtäglich vor meinen Augen in den verschiedensten Lebenssituationen. Dann aber auch sterbend. Deinen letzten Atemzug. Dein Gesicht: Mund offen, Augen geschlossen, leichen-(natürlich)blass, Blut um die Nase. Am nächsten Tag: Du im Sarg, weiß, fremd (geschminkt?), mit den letzten Gartenrosen in den Händen. Die heutige Realität: Der Teich läuft aus, braucht eine neue Folie, die Starkstromleitung wird in die Erde verlegt, dein Erbe soll verteilt werden, steht ein Golfkrieg bevor?, die Benzinpreise steigen, der Dollar fällt, Großvater ist immer noch fit, Ruth. Z. jedoch »zerfällt«, Andres benutzt deine Nicht-Existenz und gibt mir jeden Tag seinen psychischen Zustand telefonisch bekannt, das Leben um mich herum pulsiert, es entstehen neue Lieben, es gehen Beziehungen auseinander, mein Schmerz bleibt derselbe ... würde ich aber (ich spüre das) meinen Schmerz dauernd so kundtun, wie ich ihn empfinde, wäre ich für meine Nächsten ein lästiges Faktum. Während ein paar Monate nehmen etliche Besorgte liebevoll Anteil am Seelenzustand einer Hinterbliebenen, wenn aber diese nicht vorwärtskommt mit der Bewältigung ihrer Trauer, kann sie nicht wirklich auf dauerndes Mitgefühl hoffen. Verständlicherweise.

Ich schaue mir im TV eine Sendung an, »Frauen, die ihre Partner durch den Tod verloren haben« (mit Verena Kast als »Expertin«). Es sprachen zwei ältere und eine junge Frau. Alles, was sie sagten, war nachvollziehbar und irgendwie sympathisch. Ich aber sah mich in keiner von ihnen, nein, überhaupt nicht. Alle drei stimmten darin überein, dass sie jetzt auf der Suche nach einer eigenen Identität seien – das bin ich nicht. Du gabst mir Raum genug, um eine eigene Identität zu »kultivieren«. Sie sprachen von den »kalten Nächten«. Ja natürlich. Ich würde jedoch eher von stummen (oder eben: kalten) 24 Stunden pro Tag sprechen. Die Gebärden des Lebens tun, bedeutet so etwas wie »das Leben einüben«, mit dem Ziel, dass es lebenswert wird. Also: in den verschiedenen Rollen so lange und so gekonnt agieren, bis sie zur Selbstverständlichkeit werden, bis wir sie internalisiert haben und ihre Inhalte ein Teil unseres Selbst werden.

Es ist Sonntag, der 14. Oktober. Peter war hier: ziemlich anregende Gespräche. Anderntags machte er den Vorschlag, dass wir zusammen die intensiven, vertieften Gespräche führen könnten, die wir durch den plötzlichen Tod unserer Lebensgefährten so sehr vermissen. Ich denke heute darüber nach. Wie soll ich das können? Ich müsste ja bei allen meinen Geschichten bei Adam und Eva beginnen. Die Gespräche, die Geschichten, die ein ganzes Gewebe bildeten und ein Großteil unseres gemeinsamen Lebens ausmachten. Zudem wird mir bewusst: Jeder Mensch hat wohl mehr oder weniger verschiedene Facetten, das heißt, er lebt und agiert in den unterschiedlichsten »Bühnendekorationen«, wie auf einer Drehbühne. Vor dir, du Vermisster, durfte ich jeweils die meine kreisen lassen, sodass du in fast alle Dekorationen Einblick hattest. Die einen gefielen dir besser als die anderen, Gewisse mochtest du nicht besonders. Jetzt ist das nicht mehr so (bei niemandem, auch bei meinen Nächsten nicht). Ich lasse die Drehbühne dort anhalten, wo mir die Dekoration als passend erscheint. Es ist eine Sache des Vertrauens.

Endlich etwas Erfreuliches: Mir sind zwei Miniaturen gelungen. Die erste: ein in Farbe umgesetztes Requiem – die zweite: Wir beide »schenken« uns die Sonne. (Das nämlich taten wir an deinem letzten Lebenstag symbolisch.) Welch schöner Abschied – wenn es denn ein Abschied sein musste! Robi, der Kunstsachverständige, war beeindruckt. Das Gelingen dieser beiden Arbeiten (vor allem das Vermögen, meinem Empfinden in Farbe Ausdruck geben zu können) brachte mir ein kleines Glücksgefühl. Vielleicht auch deshalb, weil die Malerei – neben der Musik – mein »Ureigenstes« ist, das heißt, nichts mit dir zu tun hat (du Kunstbanause).

Ende Oktober. Ich lebe zwei Leben. Das aktiv-hektische (sahst du mich in der Datscha die Arbeiten managen, auf all die verschiedenen Leute eingehen?). Wie zerfallen ich letzten Freitag Frau T. antraf. Wie sie – die Narzisstin »Frau Doktor« – sich vor mir die Treppe hinaufhangelte, mit beiden Händen das Geländer umklammernd? Sie erzählte mir unzählige Male dasselbe ... und zeigte mir ein neu geschneidertes Kleid aus irgendeinem exklusiven Modesalon – sündhaft teuer –, das sie jetzt vor ihrer Familie »verstecken« will. Es gelang mir, ihr Fröhlichkeit zu bringen. Wie zum Teufel kann ich das?). Dann das andere, irreale. Das Gefühl, ich tue das alles während deiner Abwesenheit, du würdest bald von irgendwo zurückkommen und solltest die Dinge hier geordnet antreffen, um sie dann selbst wieder in die Hand zu nehmen.

Ich sitze am Fenster meiner Stadtwohnung und schaue über die Altstadt. Am wolkenlosen Himmel glitzern die Sterne und durch das Geglitzer blinken die Flugzeuge. Dazu Rachmaninov, Klavierkonzert Nr. 2 … (wie kitschig!). Ich liebe dich.

Bald ist der erste Todestag, und du bist in mir so lebendig wie in den vergangenen Monaten, Wochen und Tagen. Manchmal meine ich zu spüren, dass der Schmerz ein anderer geworden ist … dann ist alles wieder so, wie es während des ganzen Jahres war …

> *Meine lieben Freunde!*
>
> *Wir alle denken immer wieder an Hansrudolf, und jeder von uns vermisst ihn auf ganz besondere, persönliche Weise. Dass ich selbst dieses Jahr irgendwie »überstand«, verdanke ich zu einem großen Teil euch allen, meinen Nächsten. Euch, die ihr mir beistandet und mich aushieltet, auch dann, wenn ich heulte. Die ihr bereit wart, mir innere und äußere Zuflucht zu bieten.*
>
> *Ich möchte euch alle am Sonntag, den 16. Dezember (ab 12 Uhr) unter meinem »Datscha«-Dach bewirten, das mir dank eurer Hilfe nicht auf den Kopf fiel.*

Diesen Brief, mein liebes Du, schickte ich unseren Freunden. Und: Es kamen alle. Wir erlebten einen ganz besonderen Tag. Es war ein »warmes« Zusammensein, viel Fröhlichkeit, aber auch Momente der Trauer und der Tränen. Ein gemeinsames An-dich-Denken, Erinnerungen auffrischen. Ernst idealisiert dich nach seiner wohlbekannten Manier! Ich habe aus deinen persönlichen Sachen jedem etwas zum Geschenk gemacht, das nach meiner Ansicht zu ihm passt. Dieser Tag wurde für mich zu etwas Kostbarem: Es gelang mir – diesmal bei vollem Bewusstsein – von dir Abschied zu nehmen. Dabei fühlte ich mich getragen.

Inzwischen, mein Liebster, haben wir die Weihnachtstage und Silvester/Neujahr zum zweiten Mal ohne dich gefeiert.

Heute ist der 5. Januar. Weißt du, Hansrudolf, dass D. seit einigen Wochen bei mir Unterschlupf gefunden hat? In einer Krisensituation – genau wie früher bei uns beiden. Diesmal waren es massive Beziehungsprobleme. Heute Morgen hat er seine Siebensachen zusammengepackt und den Fluchtort verlassen. Die intensiven Tag- und Nachtgespräche bewahrten ihn vor einem Zusammenbruch, mich jedoch (über)forderten sie, musste doch einer von uns beiden einen klaren Kopf behalten. Das war ich. Jetzt habe ich keinen äußeren Grund mehr mich zu beherrschen. Die Frage zu stellen »Wessen Verlust wiegt schwerer – wessen Leid sitzt tiefer?«, ist müßig. Ich bin müde.

Ich warte auf Cornelia und Andi und auf den »Bienen-Architekten« (ein Kollege von Cornelia aus dem Imkerkurs). Der soll abklären, ob man im ersten Stock einen Holzofen einbauen könnte und was sich aus dem Saustall für wenig Geld machen ließe. Warum überhaupt? Oft bin ich unmutig, dann zum Beispiel, wenn die versammelten Hunde sich wie Hunde benehmen: Löcher graben, den renovierten Weiher »verwüsten« usw. Andi findet mich pingelig. Ich möchte einfach, dass alles in der Datscha picobello ist für dich. Wie aber soll ich diese skurrilen Gedanken jemandem erklären, wenn sie selbst für mich fremd sind? Oder: Ich stehe am Fenster (dort, wo du und ich jeweils unseren ersten Morgenkaffee tranken) und schaue über die Wiese zum Waldrand … Cornelia kommt herein und fragt mich leicht enerviert, was mit mir los sei. Ja was denn?

Annemarie sagt zu Andi: »Wenn sie im dritten Jahr immer noch traurig ist, wird's chronisch und sie braucht eine Therapie.« Scheiße! Ich möchte mit dir über all das sprechen. Blödsinn. Da ja du der Verursacher dieser Ungereimtheiten bist und der daraus folgenden Empfindlichkeiten und nicht haftbar.

Eben habe ich die Fotos von dir, von uns auf dem Estrich versorgt,[13] *auch das Tonband mit deiner Stimme drauf. Ich überredete mich selbst dazu. Ich »verordnete« mir, weniger an dich zu denken, mehr Pläne zu machen und mich äußerlich wieder etwas aufzumotzen. Nur das eine kann und will ich nicht lassen: mit dir zu sprechen, dir Briefe zu schreiben.*

Was eigentlich ist es, das mich so sehr an dich »kettet«, gar über den Tod hinaus (ein durch und durch Super-Ehemann warst du nun wirklich nicht). Dass ich dich immer neu »erforschte«, wir uns nie »besaßen«, wir ein bewegtes Leben lebten, ein nie langweiliges und eingefahrenes, oder meine sture Treue (im Allgemeinen) und mein (ebenfalls stures) Verantwortungsbewusstsein Menschen (auch Tieren) gegenüber. Das heißt: eine einmal übernommene Aufgabe – auch eine Ehe zu leben, kann eine solche sein – auch über den Tod hinaus?

Sahst du mich – von dort aus, wo du jetzt bist, im Stell-dich-Ein mit dem schönsten aller Engel! – neben Peter im Auto durch die Gegend

---

13 Schweizerisch: *den Dachboden gebracht*

brausen? Meine Tränen, als er Schuberts Messe auflegte und ich in die Berge schaute? Einzig am Abend bei einem guten Gespräch, einem Glas köstlichem Wein und besonders, als er am Klavier improvisierte, wichest du etwas weg und gabst den Blick auf eine angenehme Wirklichkeit frei. Für ein paar Minuten.

Frau P. sagte gestern: »Man braucht jemanden.« Jemanden? Ich bräuchte dich. Kaum vorstellbar, dass ich mich jemand anderem als dir anvertrauen könnte. Herr Z. gestern umfing mich mit liebevollen Blicken und fragte, ob es jetzt besser ginge. Ich kämpfte (wie könnte es anders sein?) gegen Tränen. »Nein, nicht wirklich.« Schluss mit der Jeremiade. Die kann ja selbst einer jenseitigen Seele zu viel werden.

Heute ist der 16. April. Morgen fahre ich mit Helen, Ernst und Leoni (die Witwe von Ernsts Studienfreund) in die Auvergne. Dass sie dabei sein wird, war Helens Spontanidee. Ernst ist deswegen sauer. Er befürchtet, dass sie in ihrer Sprödheit seine Begeisterung für die Landschaft, für Brücken und Bauwerke vermiesen könnte. Da kann ja ich in die Bresche springen. Ich freue mich. Die zwei, Helen und Ernst, sind meine Freunde der ersten Stunde (du weißt es) und gaben mir schon immer ein »heimatliches« Gefühl.

Ich bin zurück aus Frankreich und genoss die Tage. Es gelang mir meistens, die Schwierigkeiten zwischen Ernst und Leoni aufzufangen (sodass wir alle – jeder auf seine Art – auf unsere Rechnung kamen) ... bis wir im Hauptbahnhof Zürich unsere verschiedenen Anschlusszüge ausfindig machten. Da plötzlich packte Ernst seine Frau und seine Taschen (Helen war total verdutzt) und sagte wütend: »Ich habe genug – ich will heim«, und ließ uns beide stehen. Leoni war geschockt, und ich bekam einen Lachanfall: Das war Ernst pur. Entweder idealisiert er (dich), oder er lehnt jemanden ab, und dann hat der Mühe, sich seine Gunst zu erringen. Wir beide saßen anschließend bei mehreren Gläsern Wein zusammen, und Leoni erzählte mir aus ihrem Leben, das eben auch nicht so einfach war und sie prägte. Später hat sich Ernst entschuldigt!

Ich habe übrigens die Datscha in einem fatalen Chaos verlassen: Eine kleine Reparatur in der Küche wuchs zu einer Verwüstung, auch des Wohnraums, aus. Sämtliche frisch geweißten Wände waren mit grauem Staub überzogen, auf dem Boden ging man durch Dreck. Dem »vandalisierenden«, fluchenden Arbeiter konnte ich nicht Einhalt gebieten. Ich blieb eigentlich ruhig – mir scheint vor dem Hintergrund deines Todes ist alles ziemlich unbedeutend! Cornelia und Andi aber leisteten während meiner Abwesenheit ganze Arbeit: Sie putzten den ganzen Dreck weg und verlegten einen neuen Kokosboden. Jean hat mich unterstützt in der Verhandlung mit dem Verantwortlichen.

Wieder sind mir zwei Miniaturen – wie mir scheint – bestens gelungen. Die eine nach einem Gedicht von Barbara (wir verstehen uns recht gut), die andere »Du im Licht stehend«.

Ich hätte dir so viel zu erzählen, was alles um mich herum geschieht. Aber schreiben?

Von André, der neuerdings nur noch mit Pistolen herumrennt, weil M. sich als Kroatin von Serben bedroht fühlt.

Von »René Sowieso«, deinem Klienten, der dann meiner wurde. Ich traf ihn im Kunsthaus. Es geht ihm gut.

Von Verena, seit ihrer Mutter Tod malt sie rote Bilder.

Von Ruth und ihren politischen Ansichten, dem Immer-noch-nicht-einsehen-Wollen, was während des Zweiten Weltkriegs mit den Juden wirklich geschah, den Rechtfertigungen usw.

Von deinem Bruder, dem eingefleischten Geizkragen: Er telefoniert mit mir oft aus Toronto – wohlverstanden auf seine Kosten!

Von Großvater, der während einem unserer allwöchentlich stattfindenden Mittagessen in der Beiz zusammenbrach. Ich brachte ihn mit der Ambulanz ins Spital, er wurde von Kopf bis Fuß durchgecheckt und abends wieder entlassen: wahrscheinlich Kreislaufschwäche.

Von Roland und Marion, die es einfach nicht lassen können: Alle Gespräche steuern ihrem Lieblingsthema, ihrem ehemaligen Unternehmen zu, genauso wie diejenigen mit Bauer M. im Aktivdienst enden.

Von meinem Rückzug aus der Arbeitswelt und einem neuen Engagement für eine Behindertenorganisation.

Von Peter, dem verrückten Exzentriker, dessen »Rückseite«, seine zarte Einfühlungsgabe, mir immer wieder gut tut.

Von Pfarrer G., der mir kürzlich sagte, ich würde doch sicher mit dem Schicksal hadern und fragen: »Weshalb ausgerechnet mein Mann?« Worauf ich ihm erwiderte, dass ich nicht hadere und keinen Gottheiten irgendwelche diesbezüglichen Fragen stelle. Dass ich dankbar sei für mein reiches Leben – aber unendlich traurig über den erlittenen Verlust. Barbara, die dabei stand, meinte: »Jetzt hast du ihm sein ganzes pfarrherrliches Konzept kaputtgemacht – gilt er doch als Witwentröster.«

Von unserem (fast generalstabsmäßig geplanten) Räumen der Büros. So, wie du es von Cornelia und mir wahrscheinlich erwartet hättest.

Ich schrieb weiter Briefe bis zum 5. Juli, dem Todestag von Hansrudolf

Ich habe eine sehr intensive Woche hinter mir. Du weißt es. Aktivitäten mit Robi und Margrit. Elisabeth und Jean wirkten im Garten (sie halfen, das Gestrüpp entlang des Weges auszulichten), die erweiterte Familie war hier. Dann saß Ulrich da herum und schwärmte von blonden, blauäugigen Frauen. Gespräche mit diesem Menschen sind mühsam, blöd, erschöpfen mich und geben mir vermehrt das Gefühl innerer Einsamkeit. Nach seinem »imponierenden Abgang« in irgendeinem überdimensionierten Mercedesmodell trank ich von Andrés Brouilly. Leider zuviel. Was für ein Absturz!

Zu meinen Überlebensstrategien gehört, dass ich wieder vermehrt Konzerte besuche – entweder allein oder mit Peter. Der versprach mir, sich in Zukunft einigermaßen gesittet aufzuführen. Denn kürzlich gab er von sich, fast schreiend, jedenfalls weitherum im Saal hörbar, während das Orchester leidenschaftlich musizierte: »Das soll ein Requiem sein – das ist eine Oper!«

Gestern Abend stand ich im Dunkeln an »unserem« Fenster: Der Mond erschien zwischen den Bäumen des Waldes, die Wildtaube klagte »hu-huu-hu, huhu, hu-huu-hu, huhu, hu.

Heute weiß ich, dass dies mein letzter Brief sein wird. Ich muss es ohne an dich gerichtete Worte aushalten können. Es ist mir aber unvorstellbar, dass ich dich eines Tages nicht mehr vermissen würde. Die »Gebärden des Lebens« funktionieren. Es ist für mich selbst, die ich sie tue, oft kaum unterscheidbar »was kommt von innen heraus, ist echtes Bedürfnis, was ist gutes Rollenspiel«. Mein so sehr Vermisster, ich liebe dich.

*

Diese Briefe, liebe Rosmarie Welter-Enderlin, befanden sich mit vielen anderen an Hansrudolf gerichteten, seit fast 15 Jahren unter Verschluss. Jetzt liegt dieses »Dossier« geöffnet hier, und ich versuche mir klar darüber zu werden, was (oder wer) bewirkte, dass ich nicht für immer in tausend Stücken (wie ich damals empfand) liegen blieb. Dass ich – wie mir scheint – heute sogar stärker und weniger anfechtbar bin als damals, vor Hansrudolfs Tod.

Es wäre vermessen, würde ich die Strategien, die sich für mich als hilfreich erwiesen haben, als die allgemeingültigen preisen. Denn so, wie jeder Mensch auf seine ganz eigene Art liebt, lebt und trauert, sind wohl auch die Hilfsmittel verschieden, die ihn nach einem großen Verlust aus seinem persönlichen Abgrund herauszuholen vermögen.

Meine Hilfsmittel waren – so wenigstens denke ich heute:

- *das Briefeschreiben,*
- *die »Gebärden des Lebens« tun,*
- *der Kreis der engsten Familienmitglieder und Verwandten.*

Die Sprache »an sich« war in meinem Leben schon immer etwas sehr Wichtiges, das Kommunizieren (sowohl die Befindlichkeit des anderen, seine Art in der Wahl seiner Worte versuchen zu verstehen, als auch mich verständlich zu machen) und immer wieder das Schreiben. So bot sich wohl das Briefeschreiben an den toten Hansrudolf in meiner damaligen inneren Not als selbstverständliches Hilfsmittel an. (Es brachte irgendwie Erleichterung.) Mir war wichtig, mich klar auszudrücken. Ich sah Hansrudolf vor mir, fühlte seine Reaktionen, spürte auch seinen Einwänden nach. Und nahm dadurch sicher Teile seines Wesens in mir auf. Auch ein Stück Pragmatismus. Sogar sein – mir so sehr verhasstes – »ich sehe keine Notwendigkeit« (übrigens ist dieser Ausdruck für Cornelia und mich zum geflügelten Wort geworden). Ich begann, eigenes »Bodenpersonal« zu finden, um gewisse Höhenflüge zu verteilen. Zwei »Chargen« in einem. Nicht immer einfach. Auch heute nicht.

»Die Gebärden des Lebens« tun! Diese Aufforderung aus dem längst gelesenen Buch von Steinbeck ist offenbar in mir haften geblieben, und ich versuchte ihr Folge zu leisten. Theoretisch schien sie mir einleuchtend und ich hoffte (glaubte aber nicht richtig daran), dass daraus irgendwann einmal echtes Leben werde. Dabei schlüpfte ich nicht in irgendwelche »fremden« Rollen, sondern verhielt mich (bewusst) so, wie meine Umgebung mich von früher kannte. Tatsächlich: Mehr und mehr fand ich aus diesem bewusst »gestalteten« Rollenspiel in mein wirkliches Leben zurück. Die Grenzen zwischen den beiden wurden durchlässig. Es entstand eine eigentliche Kraftspirale. Auch wenn ich – wie aus den

Briefen zu lesen – oft (sei es in Gesellschaft oder allein) von Augenblicken der Verzweiflung überschwemmt wurde.

Die Freunde und meine Nächsten in der Familie waren ein Auffangnetz. Auch wenn ich die Möglichkeiten nicht voll ausschöpfte, sie wahrscheinlich nicht allzu sehr strapazierte, wusste ich doch: Sie sind jederzeit für mich da. Wie auch sie in Notzeiten sich auf mich verlassen konnten. Wir waren, sind es immer noch, ziemlich verschieden strukturierte Menschen, mit entsprechend – zum Teil – unterschiedlichen Weltanschauungen und politischen Orientierungen. Und doch finden wir immer wieder zusammen (meist in der Datscha) und genießen die besondere Atmosphäre der Freundschaft. Der Älteste unter uns ist neunzig und der Jüngste zehn. Unser Kreis ist gewachsen. Hansrudolf kommt in unseren Gesprächen immer wieder vor, Erinnerungen werden wach: Wir spötteln über sein manuelles Ungeschick, über seine »Charmeattacken« ebenso wie über sein seinerzeitiges, vergebliches Bemühen, ein perfekter »Skipper« zu sein. Wir erinnern uns, wie er mit dem Esel Willi ein Bier teilte (!). Aber auch, wie er ohne großes Wenn und Aber bereit war, ein weiteres Kind in unsere Familie aufzunehmen.

So blieb also – entgegen meinen damaligen Befürchtungen – die Erinnerung an ihn farbig und lebendig. Was sich jedoch bewahrheitete: Ich vermisse ihn noch immer.

Der alte Nussbaum. Obwohl sein Blätterwerk in den vergangenen Jahren dünner geworden ist und der letzte Sturm ihn arg zugerichtet hat, spendet er uns während der Sommermonate seinen Schatten.

Kommentar

Dies ist ein einmaliges Beispiel zur Frage, wie die Trauer über den Verlust eines geliebten Menschen in den Alltag »eingebaut« werden kann. Mich beeindruckt bei Susannes Erfahrung, wie sie mit Briefen und »Gesprächen« ihrem plötzlich und unerwartet verstorbenen Lebenspartner weit über seinen Tod vor 16 (!) Jahren hinaus einen festen Platz in ihrem Leben einräumt. Die »Gespräche« mit ihm knüpfen an lebendige Erinnerungen an ihn an und führen diese weiter, als ob er noch da wäre. Das könnte fragwürdig sein, wäre da nicht der tiefe Ernst der Schreibenden und ihr Respekt für den toten Mann. Beeindruckt hat mich, wie Susanne die Realität des Todes verbindet mit der Realität seines und ihres gemeinsamen Lebens.

Keinen Augenblick hatte ich beim Lesen das Gefühl einer schönen Konstruktion oder einer tröstlichen Illusion. Gerade die Offenheit, mit der Susanne auch die Schattenseiten ihrer Liebe zu Hansrudolf beleuchtet, macht ihn auf eine Art lebendig, die ans Herz greift. Auch ich als außenstehende Beobachterin weiß nun, was Susanne an ihrem Mann verloren hat. Ich verstehe, warum Susanne nicht einfach von ihm Abschied nehmen kann, und warum sie die Tür zu einer anderen Realität einen Spalt weit offenlässt.

Das steht übrigens im Widerspruch zu anderen Erfahrungen mit Abschied und Tod, die ich in meiner Praxis mache. Kürzlich erhielt ich eine Karte zum Neuanfang einer Paarbeziehung, die nach dem Tod einer Partnerin und eines Partners eingegangen wurde. Als Symbol zeigte die Karte zwei verschlossene Türen (Botschaft: »Wir lassen alles hinter uns.«) – ich konnte mich eines mulmigen Gefühls nicht erwehren. Leider weiß ich aus Praxis und Forschung, dass Zweitbeziehungen oft scheitern an genau diesem Symbol der zu rasch verschlossenen Türen und der Unfähigkeit, dem Gewesenen in die Gegenwart einen Platz einzuräumen.

Während ich mich mit dem Thema von Abschied und Neuanfang bei Paaren beschäftigte, kam ein junger Bankkaufmann für ein sogenanntes Coaching zu mir. Im Lauf des ersten Gespräches – »es geht mir gut«, betonte er – kamen wir auf seine Lebensgeschichte zu sprechen. Wie nebenbei erwähnte er, dass seine Mutter, als er elf und seine Schwester dreizehn war, sich mit dem Gewehr ihres Mannes erschossen hat. »Es geht mir gut«, bekam nun eine völlig andere Färbung, vor allem, nachdem er erwähnte, dass sein Vater rasch eine andere Frau geheiratet hatte, und dass diese Ehe schwierig wurde. Bei unserem Erstgespräch dachte ich an Susanne und an ihre Treue zu Hansrudolf, und dass diese Treue vielleicht von unerfahrenen Therapeuten als »Pathologie« bezeichnet werden könnte. Als Pathologie von einer, die keine Türen zuschlagen mag. Ich hingegen respektiere an Susanne, dass sie ihrer Treue Raum gibt, und ich bin überzeugt, dass sie sich damit schließlich Gedeihen trotz widriger Umstände ermöglicht.

10. Sich nach der Sonne strecken lernen: Familiengeschichten

Inga

Ingas Bericht

Meine Mutter ist in hohem Alter gestorben und hat sechs erwachsene Kinder, fünf Töchter, einen Sohn und ein altes Haus samt großem Grundstück hinterlassen. In ihrem Testament benennt sie ihre zweite Tochter (ihr zweites Kind) als Alleinerbin und lässt damit fünf ihrer Kinder völlig außer Acht. Für die einzige kinderlose Tochter, deren Zwillingsschwester kurz nach der Geburt an einer Infektionskrankheit starb, und die seit ihrem 20. Lebensjahr als psychotisch und als schizophren erkrankt gilt, ist das Testament besonders kränkend.

Fast alle Geschwister haben mehrfach und in unterschiedlichen Lebensaltern von ihrer Mutter vielfältige Abweisungen oder Abwertungen erlebt. Die Einzige, die von der Ablehnung der Mutter in Kindheit und Jugend scheinbar weitgehend verschont blieb, ist meine zweitälteste Schwester, die Alleinerbin. Erst ganz zum Schluss, in den letzten zwei Jahren, erlebte sie, was allen anderen aus irgendeiner Zeit des Lebens längst von ihrer Mutter bekannt war.

Für mich war es früher am schlimmsten, wenn wir, von wem auch immer, heimlich gegeneinander ausgespielt wurden und ich in der Folge plötzlich irgendwo nicht mehr dazugehörte. Die Auswahl war immer gleich: Gehörte man gerade zum Binnenkreis um die Mutter oder zur Gruppe der tonangebenden Schwester, dann galt man bei den »Außenkreisgeschwistern« oft über lange Zeit als Verräter und unbeständiger Einschmeichler, und umgekehrt.

Über Jahrzehnte war das elterliche Grundstück mit den großen, geliebten Bäumen Schauplatz für das Spiel in der Familie. Was soll mal aus dem Buchenhaus werden, fragte meine Mutter jede und jeden immer wieder; dabei hatte sie seit fast 20 Jahren bereits eindeutig und parteiisch darüber entschieden. »Wir Geschwister waren in einem ständigen traurigen Wettlauf um Zugehörigkeit und wurden darin gehalten«, so formulierte es mein Bruder einige Wochen nach dem Tod der Mutter.

Mir einen unabhängigen, individuellen Standpunkt zu erwerben, der je nach Situation zwischen Nähe und Distanz flexibel blieb, war zeit meines Lebens ein zentrales Anliegen. Meiner Mutter gegenüber ist mir diese Unabhängigkeit als Erwachsene, dank Therapien und psychologischen Ausbildungen, zunehmend gelungen, und das hat unseren Kontakt in den letzten Jahren sehr bereichert. In meiner Anwesenheit ist es Mutter nicht mehr gelungen, irgendein Geschwister herabzusetzen oder auf Kosten der anderen in den Himmel zu loben. Es mache mir keine Freude, bevorzugt zu werden um den Preis der Loyalität den Geschwistern gegenüber, ließ ich Mutter wissen. Vielleicht hat sie es sogar verstanden. Ich bilde mir gern ein, dass meine Mutter schließlich vielleicht doch eine Ahnung davon und ein Interesse daran bekam, wer ihre Tochter (Inga) eigentlich war. Dieses Interesse an mir als Person habe ich zu keinem früheren Zeitpunkt meines Lebens vonseiten meiner Mutter gespürt. Erst in den letzten zwei Jahren, als – wie sie selbst sagte – ihr Geist immer durchlässiger wurde, war hin und wieder etwas Derartiges erkennbar. Die erforderliche Akrobatik, um (sich selbst bewahrend) dennoch in Kontakt mit ihr zu bleiben, war anstrengend. Ohne Freundinnen, ohne meine beiden Kinder und ohne ständige Selbstreflexion wäre ich oft daran verzweifelt.

Im Verhältnis zu den Geschwistern ist mir nichts davon gelungen. Ich habe vor fünf Jahren, als ich mir in einer akuten Notsituation erlaubte, in einem Brief an alle die Versorgung der zunehmend pflegebedürftigen Mutter eine »gemeinsame Verpflichtung« zu nennen und um Kooperation zu werben bzw. Beteiligung einzufordern, von allen Geschwistern, ausnahmslos, erhebliche Abfuhren kassiert.

Damals habe ich therapeutische Unterstützung gesucht, um zu verstehen und meine Wut zu bahnen. Für meinen Zwillingsbruder war ich ein Wasserfloh, der sein Haupt erhebt und hustet. Er und meine jüngste Schwester nahmen meinen Brief zum Anlass, um ein beliebtes Spiel aus unserer Kinderzeit, »Weltleiterin«, zu zitieren, in dem ich bereits als Vierjährige auf einer Trittleiter gestanden und laut verkündet habe, was die tonangebende Schwester mir zuflüsterte. Eine Schwester meinte, wenn meine Zeit für Barmherzigkeit jetzt gekommen sei, bitte! Sie habe sich bereits zehn Jahre zuvor, als sie noch Kraft und Zeit hatte, für Lösungen angeboten und sei von der Mutter bös abgewiesen worden. Und unsere älteste Schwester verfasste einen Rundbrief mit einem Manifest zur familialen »Schätzleswirtschaft«. Selbst eine gerichtliche Vorladung wegen unbefugten Eindringens in die Wohnung meiner schizophrenen Schwester kann ich aus dieser Zeit vorweisen! Aber am heftigsten fand ich doch die misstrauische Anfrage meiner zweitältesten Schwester, für die ich in der Notlage eingesprungen war und für die eine neue Regelung der Zuständigkeiten am meisten Entlastung bringen würde, was ich denn wohl damit gemeint habe: »Die gegenwärtige familiäre Situation, von langer Hand eingespielt, hat Gründe und eine eigene Geschichte. Jetzt aber gehe es um etwas anderes.« Sie, die mit Geschick und Erfolg scheinbar immer nah und im Einklang mit der Mutter über Jahrzehnte hin dissoziativ auf alle Geschwister-Mutter-Bindungen eingewirkt hatte, sah in meinem Hinweis auf die Gründe und die eigene Geschichte der familiären Schieflage eine sie kränkende Anzüglichkeit!

Ich habe mich darüber geärgert, bin heulend und schreiend im Wald herumgelaufen, habe Äste zerschlagen, bis ich Muskelkater hatte, habe herumrennend mein sprachliches Messer gewetzt, um wütend und genussvoll zurückzuschlagen ... Irgendwann dann habe ich meinen Verstand zusammengekratzt und mich gefragt, was eigentlich das Ziel war, das ich mit meinem Brief erreichen wollte. So kam ich zur positiven Seite der Bilanz: Immerhin hatte mir jede und jeder geantwortet! Also, Ziel Nummer eins erreicht: Botschaft durchgekommen, Kontakt hergestellt!

Dann habe ich mir vorgenommen, vom »Sprachmesser« meinerseits nur wenig und wenn, dann passenden Gebrauch zu machen, und schließlich persönliche Antworten geschrieben, mit folgenden Prioritäten:

1. *Alles aufgreifen und nachdrücklich verstärken, was erwachsen ist und irgendwie in eine gemeinsame Richtung zeigt.*
2. *Vergangenes und Kinderkränkungen stehenlassen oder humorvoll und kritisch aus meiner Sicht ergänzen.*
3. *Die aktuelle Sachlage und Notwendigkeit zum gemeinsamen Handeln nochmals mit Nachdruck betonen und Kooperation jedem anbieten, der mit mir kooperiert.*
4. *Kränkungen, Abwertungen und Unterstellungen zurückweisen.*
5. *Rache nehmen, falls unvermeidlich, und dann von ganzem Herzen!*

Zwischendurch habe ich auch immer mal wieder laut lachen müssen, besonders wenn ich Freundinnen erzählen konnte, wie es bei uns in der Familie wirklich zugeht. Wir haben Tränen gelacht über hustende Wasserflöhe, Weltleiterinnen auf der Trittleiter und über ältere, sonst gesittete Damen und Herren zwischen 50 und 65 Lebenslenzen, die sich wegen ihrer 90-jährigen Mutter mit tiefem Ernst »verprügelten«. Meine Familie!

Schließlich habe ich zur »Schätzleswirtschaft« einen Fragenkatalog entworfen und diese Themen so für mich handhabbar gemacht (hat großen Spaß gebracht!). Den Katalog schickte ich meiner ältesten Schwester. Ergebnis:

1. *Alle Geschwister meldeten sich innerhalb von zwei Wochen bei der Mutter.*
2. *Auch späterhin zeigten sie mehr Präsenz.*
3. *Kontakte untereinander wurden gelebt, aber nicht zu mir.*
4. *Ich war für alle Persona non grata außer für die »mutternahe« Schwester; wir haben bis zum Tod unserer Mutter im Wesentlichen gut kooperiert.*
5. *Bis zum Tod meiner Mutter hatte ich mit keinem meiner Geschwister Kontakt, außer mit der genannten Schwester und mit der jüngsten Schwester, wobei es auch da wieder höchst unerfreulich um Bevorzugung und Zurücksetzung ging.*
6. *Es gab dennoch indirekte Verbindung, und zwar über das, was meine Mutter erzählte.*

Die Therapeutin, die ich vor fünf Jahren aufsuchte, als ich aufhörte, vor Wut im Wald zu toben, sagte: »Seelisch schlecht genährte Kinder gehen so aufeinander los.«

Ich habe inzwischen meine Kinder gefragt, was ihrer Meinung und ihrer Erfahrung nach meine Fähigkeiten sind, mit schwierigen Situationen und Lebenskrisen fertig zu werden. Meine Tochter (28) nannte Folgendes:

- *ein unzerstörbarer Wille, sich nach der Sonne zu strecken,*
- *aus jeder Situation heraus die Perspektive wechseln können, um das zu finden, was eine Lage annehmbar macht,*
- *Humor,*
- *auch das Schlimmste, was passieren kann, in Erwägung ziehen und mit dem Ist-Zustand in Relation setzen,*

- *Auswege finden, aufzeigen,*
- *mutig sein und sich gleichzeitig ergeben in das, was gerade ist,*
- *alles, was zum Menschen dazugehört (Seele, Körper, Geist) spüren, annehmen und vereinen,*
- *dafür kämpfen, dass nichts in mir verkümmert,*
- *unerschrocken bleiben,*
- *ein wildes Verhältnis zu Gott entwickeln (von der Zustimmung anderer unabhängig),*
- *Phantasie (Realität ist unendlich groß, und alles kann einbezogen werden),*
- *anerkennen der Daseinsberechtigung von Dingen, deren Existenz offiziell nicht bestätigt wird,*
- *zielgerichtet ins Jetzt zurückkehren.*

Mein Sohn (26) nannte nur zwei Dinge:

- *Wenn du deine anfängliche Panik überwindest – und du überwindest sie meistens ziemlich schnell – dann bist du sehr gut in der Lage, dir selbst zu helfen.*
- *Du holst dir fremde Hilfe – und das schafft, wie man weiß, noch lange nicht jeder – wenn du allein nicht mehr weiterkommst.*

Zuerst habe ich daran ziemlich schlucken müssen, und dann dem Himmel gedankt für diese meine Kinder! Und schließlich habe ich den Entschluss gefasst, mich intensiv »nach der Sonne zu strecken« und fremde Hilfe zu suchen, um zielgerichtet zu mir ins »Jetzt« zurückzukehren. Liebe Rosmarie Welter-Enderlin, dafür brauchte ich all die Zeit, in der du nichts von mir gehört hast. Es war einfach notwendig!

Diejenigen meiner Freundinnen, mit denen ich zusammen reite und Vierbeiner versorge, also die schönen Dinge des Lebens teile und nur sehr selten oder gar keine Problemgespräche führe, haben mir auf eine sehr nachhaltige Weise geholfen mit folgenden Aussagen: »Wir machen uns schon seit längerer Zeit Gedanken über dich und würden sagen, dass du seit Wochen an einer Depression leidest. Wir begleiten dich gern zu einer Therapeutin, denn dass dein Pferd keine Freude mehr an dir hat, das wollen wir nicht zulassen.«

Und dann habe ich selbst genau überlegt, was ich will und was ich brauche. Nein, keine erneute Therapie, aber die Möglichkeit, Dinge hinter mir zu lassen! Ich fühlte mich körperlich und seelisch zutiefst erschöpft, beschmutzt und vergiftet und sehnte mich zurück nach Leichtigkeit und Fließen, nach Lebendigkeit und Lebensfreude. Seltsamerweise ergab sich dann alles wie von selbst!

Ich habe dort, wo mein Pferd wohnt, eine gute, ärztlich geleitete Fastenkur im Institut für Präventivmedizin gemacht. Im Haus selbst war gerade eine Ferienwohnung frei. Ich habe mir dazu auch die Möglichkeit gegeben, frühe, spätere und gegenwärtige traumatische Erlebnisse zu transformieren und »aus meinen Zellen rauszulassen«.

All das habe ich mir zum 27. Geburtstag meines Sohnes geschenkt, in Anlehnung an eine Freundin, die sich jedes Jahr etwas zum Geburtstag ihrer drei Kinder schenkt. »Es ist das Beste, Mama, was wir seit Langem von dir hören«, war der Kommentar meiner Kinder. Und so hab ich mich auf den Weg gemacht ins Hier und Jetzt, von den guten Gedanken vieler Menschen »wundersam getragen«. Von vielen begleitet und geleitet, bin ich allein diesen Weg gegangen. Der Anstoß dazu, meine Geschichte zu schreiben, und die Zusicherung, dass du, liebe Rosmarie, sie kommentieren willst, also der Prozess des Schreibens für einen anderen Menschen, für ein lauschendes Ohr, gehörte ganz wesentlich zu dem Gefühl, begleitet gewesen zu sein!

Nachtrag: Mai 2008

Mein Bericht würde jetzt sicher schon wieder aus einer anderen Blickrichtung kommen und berücksichtigen, wie viel wir Kinder gerade auch von der Resilienz unserer eigenen Eltern profitieren konnten. Ich weiß aber nicht genau, wie ich persönlich es geschafft habe, Widrigkeiten zu meistern. Mir schien es keiner besonderen Leistung zu bedürfen, mein Leben zu leben. Ich habe mich immer als mit einer Glückshaube geboren empfunden, verglichen mit anderen Menschen und auch mit anderen Geschwistern. Selbst dann, wenn es mir schlecht ging!

Ich habe es, als Kind schon, bewusst genossen, am Leben zu sein und mich den vorhandenen Glücksmöglichkeiten zugewendet. Und die gab es immer und überall, wenn man ein »Glückskind« war wie ich! Und ich konnte sie vor allem ja auch jederzeit tatsächlich oder mit meiner Phantasie selbst erzeugen, sei es beim Arbeiten im Haus und Garten, beim Geigeüben, im Umgang mit Tieren und Pflanzen, beim Spielen, Lesen und Lernen, zu Hause oder in der Schule. Es gab immer irgendetwas, das ich selbst tun konnte, um mich zu freuen oder damit es mir gut oder wieder besser ging, und das habe ich nach

Kräften getan. Und dann glaube ich, dass sich biegen statt zu brechen auch mit Fähigkeiten zu tun hat, die weniger Ansehen genießen und die auch zu mir gehören: Zurückhaltung, wenn's nicht geraten scheint sich zu exponieren, aufmerksame Vorsicht; Gefügigkeit, sich an das Unvermeidliche anpassen, hinnehmen; gelegentlich unauffällig bleiben; niemanden unnötig herausfordern; gut und kreativ kooperieren, nicht nur mit den Geschwistern. Den Vater durch Mithilfe im Garten milde stimmen und dabei die Hilfe anbieten, die noch am meisten Spaß macht; mich geschickt »drücken vor Verpflichtungen«, nicht zur Unzeit im Wege stehen; bei Bedarf sicher und gut lügen; Wut auf dem Sandhaufen zertrampeln oder in körperlicher Verausgabung deponieren; Witz und Charme einsetzen, um zu besänftigen oder Ziele zu erreichen. Gefühle fühlen und zeigen; Neugier, Wissbegier; durch kluge Fragen auffallen und ablenken. Nachgeben können ohne Reue. Sich allein und gemeinsam über Gelungenes freuen. Lachen!

Und noch etwas: Es ist gut, in kleinen bis mittleren Dingen ein biegsames, geschmeidiges Gewissen zu haben, um in den großen, wichtigen Fragen genügend Kraft für Mut, Ausdauer und Standhaftigkeit zu besitzen. Das ist mir, glaube ich, sehr oft gelungen. Und darauf bin ich stolz! Sowohl auf meine Lügen als auch auf meinen Mut zum Widerstand, wenn es mir wichtig war. Auch deshalb ist mir das gelungen, weil ich keinen strafenden Gott am Hals hatte. Mein Gott, wenn ich mir einen ausdachte, war mir und allen Menschen und allen Lebewesen und der ganzen Welt zugewandt, aber kein dienstbarer Geist einer Religion oder Kirche. Leider vergaß ich nie, dass ich mir auch meinen »guten Gott« bloß vorstellte. Ich hoffte zwar immer, aber ich glaubte nicht. Insgesamt besitze ich das, was ich »Affenverstand« nenne, und zum Glück habe ich den auch meinen Kindern vererbt. Und noch etwas habe ich schon seit Kindheit: Ich hatte fast immer eine gute, nahe Freundin oder einen guten Freund.

Als ich erwachsen wurde, habe ich professionelle Hilfe für die Folgen der Verbiegungen in meiner Seele in Anspruch genommen. Dass ich das tun will, falls es einmal nötig ist, wusste ich schon mit 13 Jahren. Als Kind aber habe ich nie jemandem erzählt, wie es wirklich bei uns zu Hause zuging. Damals haben wir alle zusammen nach außen das Bild einer besonderen und starken Familie geboten. Nie hat jemand das angezweifelt und nachgefragt, weder Nachbarn noch Lehrer. Freunde der Familie gab es nicht. Wir lebten isoliert wie eine Suchtfamilie. Eigentlich finde ich mich nicht besonders resilient, sondern immer wieder und immer noch empfindlich anfechtbar.

Nachtrag September 2008

Beim erneuten Lesen war ich wieder ganz berührt von dem, was mich so lange beschäftigt hat und sehr angetan davon, mit wie feiner Hand du die nötigen Veränderungen am Text vorgenommen hast. Kaum wahrnehmbar, selbst für mich, die ich den Text geschrieben habe und doch gut und wirksam. Ganz herzlichen Dank!

In deinem Kommentar hat mich besonders die Erwähnung der Tiere als Helfer berührt, weil das in besonderem Maße für mich gegolten hat. Solange ich denken kann, habe ich mir einen Hund und ein Pferd gewünscht, natürlich vergeblich! Mit acht Jahren aber verwandelte ich meinen Wunsch, sodass nur noch und ausschließlich die »Essenz« enthalten war, nämlich etwas Lebendiges ganz für mich allein; und ich erinnere mich an das Gefühl, etwas werde in mir zerbrechen, wenn diese tiefe Sehnsucht unerfüllt bliebe. Da bekam ich zu Weihnachten wirklich einen jungen Goldhamster, der mich bei unserer ersten Begegnung zunächst einmal kräftig in den Finger biss – und war das glücklichste Kind auf Erden!! Meine Mutter lehrte mich, das kleine Tier langsam zu zähmen, bis es ganz zutraulich war, und ich versorgte es mit Stolz und Freude und lauschte seinen nächtlichen Turnereien neben meinem Bett. Schnuffel wurde sieben Jahre alt, uralt für einen Hamster. Später hatte ich auch andere Tiere, ein Kaninchen, eine Wildente. Und als Erwachsene erfüllte ich mir und meinen Kindern den alten Wunsch nach einem Pferd und einem Hund. Das Glück jedoch über mein erstes eigenes Tier, den jungen Hamster, spüre ich heute noch in den Händen, wie damals seine kleinen Krallen.

Heute, fast ein Jahr nach dem Tod unserer Mutter, habe ich Zuneigung und auch Offenheit und Weichheit des Herzens wieder gefunden und ein tieferes Verstehen für uns alle gewonnen. Wir Geschwister haben uns friedlich und einvernehmlich über Erbdinge geeinigt und die Schwester, der das Grundstück von unserer Mutter zugedacht war, kann das Erbe nun auch antreten. Gesundheitlich geht es ihr besser. Das alles erleichtert mich sehr. Durch den Tod unserer Mutter und unsere einvernehmliche Erbauseinandersetzung ist viel Platz zwischen uns entstanden, Verbindungen aufzunehmen oder auch entspannt ruhen zu lassen.

Kommentar

Mich hat die Erzählung von Inga zu ihrer Familiengeschichte und besonders zu ihrer Mutter bewegt. Ich habe sie darum auch nochmals angefragt, was ihr im Umgang mit so vielen schmerzlichen Erfahrungen geholfen hat bzw. wichtig geworden ist. Auf den ersten Blick war mir dies nicht klar. Ich wusste nur, dass Inga eine starke und kompetente Frau ist, aber nicht, wer oder was sie dabei unterstützt hat, mitten im Familiengewühl so eigenständig ihren Weg zu gehen.

Beim zweiten Lesen von Ingas Bericht sind mir Perspektiven aufgegangen, die sich decken mit den Erfahrungen anderer Schreibenden und vor allem mit dem, was die Forscherin Emmy Werner über Gedeihen trotz widriger Umstände schreibt (Werner a. Smith 1992).

»Wichtig ist bei allen Untersuchungsergebnissen, dass die Probanden immer wieder *über ihr angestammtes Territorium hinaus gegangen sind* und sich nicht ängstlich an den status quo klammerten«. Emmy Werner erzählt, wie selbst bei kargen familiären Verhältnissen jene Kinder, die sich nicht brav »nach der Decke streckten«, sondern diese Decke ersetzten mit nachbarlichen und schulischen Kontakten, am besten gedeihen konnten. Werner verbindet diese Erfahrung mit dem Wissen, dass Menschen soziale Wesen sind, und dass über Familie und Schule hinaus offenbar eine Fähigkeit in diesen Kindern existiert, welche ihnen ermöglicht hat, auch in kargen Verhältnissen ein tragendes soziales Umfeld zu entwickeln. Wer sich als Therapeut oder Therapeutin dafür interessiert, wie Menschen ihr Umfeld nutzen lernen und dabei autonom werden, wird selbstverständlich eine ähnliche Perspektive einnehmen.

In Ingas Bericht wird deutlich, dass sie über ihre Ursprungsfamilie hinaus ein dichtes Netz sozialer Beziehungen entwickelt hat. Ich meine, dass damit die weniger attraktiven Seiten ihrer Familiengeschichte mit der Zeit an den Rand rutschten. Inga hat diese Entwicklung dank der Unterstützung anderer Menschen und vor allem dank ihrer Kinder und Freundinnen geschafft. Ganz besonders haben ihr dabei ihre Pferde geholfen, sowie die positiven Gefühle, welche diese bei Menschen weckten. Ein wenig erinnert mich Ingas Geschichte an jene von Anna im Kapitel 3, die auch in problematischen Zeiten Wärme und Sicherheit bei Tieren gefunden hat.

Kleine Anmerkung für Kolleginnen und Kollegen: Unbedingt herausfinden, was für eine Rolle Tiere bei der Unterstützung von Menschen spielen, die mit Schwierigkeiten kämpfen!

Eindrücke zu der vorliegenden Untersuchung

Die Auseinandersetzung mit den erzählten Geschichten war eine besondere Erfahrung. Ich bin dankbar für alle ganz- und halbausgedrückten Gedanken, für alle Geschichten und Ideen, für die persönlichen Hinweise und für alles, was ich manchmal erst beim zweiten oder dritten Lesen verstanden habe.

Es war eine aufregende und gleichzeitig anregende Erfahrung, mich in so viele Schicksale einzufühlen und so viele Geschichten über Leben, Krankheit und Tod in mich aufzunehmen. Ich fand es tröstlich zu erfahren, mit welcher Kraft und welchem Mut sich Menschen auch den widrigsten Umständen des Lebens stellen. Und immer wieder saß ich da und fragte mich: Und du selbst, hättest du den Mut gehabt, den »Kampf mit dem Engel« aufzunehmen, von dem du als junge Frau bei André Malraux gelesen hast (Cardinale 2006), oder hättest du dich in wohlfeile Theorien verkrochen wie jene, die das Unfassbare mit den immer wieder gleichen Ausdrücken in alltägliche Banalitäten übersetzen? Der Begriff der Schwerpunktverlagerung von den Defiziten zu den Stärken von Menschen ist eine solche Lieblingsidee!

Die Fragen nach Schutzfaktoren und Resilienz sind Teil des Denkens in Ressourcen, genauso wie die Frage, ob ein normativer Begriff von Familie in kritischen Zeiten überhaupt Sinn macht – oder vielleicht eher nicht? Inzwischen sind Bücher geschrieben worden zum Thema Resilienz als Gedeihen trotz widriger Umstände. Keine Resilienz ohne Krise, sagen die Autoren. Und sie ergehen sich darin, dass es Menschen gebe, die scheinbar nichts aus der Bahn werfe, weder Migration noch Flucht noch Krankheit noch Tod – und wir staunen über die familialen und die persönlichen Kräfte, die da offenbar vorhanden sind.

Froma Walsh (2006, S. 53 ff.) schreibt über die klinische Bedeutung von Vermächtnissen der Vergangenheit:

> »Manchmal geht einem Menschen der Blick für die Dinge verloren, und dann vermengt er seine gegenwärtige Situation mit zurückliegenden Ereignissen. Dieser Mensch wird entweder von schmerzlichen Gefühlen und Beziehungen überwältigt oder von seiner Vergangenheit regelrecht abgeschnitten. Wir Therapeuten

> erkundigen uns dann – unter Beibehaltung einer optimistischen Sicht trotz katastrophaler Ängste – danach, welche Geschichten über frühere Widrigkeiten eine Familie zu erzählen hat, und wir überlegen uns, wie die Erfahrungen einer Familie sich auf ihre Erwartungen an die Zukunft auswirken. Ferner explorieren wir familiale Denkmuster, die seit mehreren Generationen bestehen. Viele Familien funktionieren so lange gut, bis sie in einem lebenszyklischen Übergang an einen Punkt kommen, der in einer früheren Generation mit einem *Trauma* verbunden war.«

Zusammenfassend ist zu sagen, dass wir die Leidenssymptome einer Familie sowohl im *zeitlichen* Zusammenhang als auch in *familialen* und *sozialen* Kontexten betrachten und einschätzen. Eine Chronologie von schwierigen familialen Ereignissen sowie das »Genogramm« der Familie sind wichtige Instrumente, mit denen Therapeuten Informationen über das familiale Beziehungsnetz in ein Schema bringen, Muster des Familiensystems nachzeichnen und ihre Vorgehensweisen planen können. Das Resilienzkonzept verspricht allein schon wegen seiner Flexibilität vielfältige Anwendungsmöglichkeiten. Es lässt sich auf die unterschiedlichsten Krisensituationen und auf fortbestehende Herausforderungen des Lebens anwenden.

In anderen Worten: Der Resilienzansatz ermutigt Menschen dazu, frühere Wunden in ihren Beziehungen heilen zu lassen. Das ist ein Merkmal dieses Ansatzes, dem meines Erachtens noch mehr Aufmerksamkeit geschenkt werden muss. Vor lauter Sorge, »Lösungen« zu entwerfen (»Lösungen« sind im Feld der Psychotherapie im Moment Mode!), wird der »Kunst des Heilens« (Lown 2004) und der Anleitung zum Umdenken zu wenig zugetraut. Lown (2004) revidiert diesen sogenannt naturwissenschaftlichen Zugang zu Menschen mit einem Plädoyer für eine »Heilkunst mit menschlichem Gesicht«. Der Resilienz-Ansatz oder die Frage, wie Menschen es trotz widriger Umstände schaffen, an ihnen zu gedeihen, führt uns zu der »verlorenen Kunst des Heilens, zu Heilung mit menschlichem Gesicht«. Dass sich dieses menschliche Gesicht auch in der Sprache jener zeigen muss, die über die Kunst des Heilens reflektieren, dürfte klar sein. Wenn ich jedoch gewisse Texte von Kolleginnen und Kollegen zur Kunst des Heilens lese und darin ihre angestrengte und anstrengende »Wissenschaftlichkeit« bemerke, welche einfache therapeutische Vorgehensweisen vernebelt und mit dumpfen Banalitäten zudeckt, verstehe ich, warum »systemische Therapie« manchmal einen schlechten Ruf hat. Dieser negative Ruf ist vor allem in jenen Kreisen zu beobachten, die sich kritisch mit professionellem Tun auseinandersetzen, welches die geistig-seelische Befindlichkeit von Patienten bagatellisiert und die Kunst des Heilens plattwalzt.

Stellvertretende Resilienz

Pilar Hernandez, David Gangsei und David Engstrom (2007, S. 229 ff.) entwickelten mit »Vicarious Resilience« (»Stellvertretende Resilienz«). Ein neues Konzept für die Arbeit mit Menschen, die Traumata überwinden mussten. Mit dem Begriff stellvertretende Resilienz ist die Frage angesprochen, wie professionelle Helfer mit ihrer eigenen Resilienz umgehen, und wie sie damit Klienten unterstützen. Ein Ausschnitt aus der Forschung erläutert diesen Ansatz. Der Fokus liegt also auf den professionellen Helfern, und wie es ihnen mit ihrer eigenen Resilienz geht, nicht auf den Klienten!

Das Forschungsprojekt: Halb strukturierte Geschichten der Klienten, und wie diese Sinn machen aus traumatischen Erfahrungen, werden von Beobachtern notiert. Die entsprechende Studie bezieht sich auf drei Therapeuten und neun Therapeutinnen aus Psychotherapie und Psychiatrie in Kolumbien, Südamerika. Dies ist ein phänomenologischer Ansatz, der durch Analyse der Transkripte, welche von Beobachtern erstellt werden, erläutert, wie ihre eigenen Erfahrungen die Behandelnden unterstützen und sie in ihrer Arbeit befähigen. Das Konzept heißt VT, »Vicarious Traumatisierung und Stress« und bedeutet, dass die Arbeit mit traumatisierten Menschen zu positiven Erfahrungen für Überlebende führen kann. Therapeuten lernen also von Traumapatienten.

Sekundärer traumatischer Stress bei professionellen Therapeuten (Compassion fatigue) resultiert in Transformation ihrer inneren Erfahrung. Der kumulative Effekt der Arbeit mit Traumatisierten für die Helfenden beeinflusst positiv deren Gefühle. Er hat Einfluss auf ihre kognitiven Schemata, ihren Selbstwert sowie ihre Gefühle von Sicherheit. Therapeuten lernen also von Klienten, wie diese mit chronisch belastenden Einflüssen zurechtkommen. Der Begriff dafür ist »sekundärer traumatisierender Stress«. Es handelt sich dabei eindeutig nicht um »Psychopathologie«!

Was hilft Therapeuten beim Umgang mit »stellvertretender Resilienz«? Folgende Merkmale werden in der zitierten Studie von Hernandez, Gangsei und Engstrom (2007) aufgelistet:

1) Extrafamiliale Netze pflegen, welche bedingungslos die Gegenseitigkeit von Individuum und Umwelt unterstützen. Froma Walsh (2003) hat einen Rahmen entworfen für individuelle und Familien-Resilienz für Helfende. Schlüsselbegriffe dafür sind:
2) Protektive wie auch Risikofaktoren sind in ständigem Austausch.
3) Protektive Faktoren von Helfenden in Familie, Freundeskreis, Arbeitskontext, Gemeinde und Schule nähren sich gegenseitig. Aus der positiven Psychologie (zum Beispiel Martin Seligman) wissen wir, dass protektive Faktoren (Beziehungen, Glaubensvorstellungen sowie ökologische Perspektiven) Resilienz bei allen, besonders bei Helfenden, unterstützen.
4) Positive Beratungskontexte schaffen eine gute Basis für stellvertretende Resilienz.
5) Klinische Erfahrungen ermöglichen für Therapeuten Modelle dazu, wie Menschen mit widrigen Umständen zurechtkommen können.

Zum »guten Umgang« mit Stress

Ich fasse zusammen, was ich selbst aus den vorliegenden Beiträgen über guten Umgang mit widrigen Lebensbedingungen gelernt habe. Ich beginne mit einer Zusammenfassung der Forschungsergebnisse von Emmy Werner und wende mich dann meiner eigenen Erfahrung anhand einzelner der erzählten Beispiele zu. In der Psychotherapie sind wir so sehr gewohnt, Ideen für Menschen zu entwickeln, die Hilfe suchen, dass wir einmal den umgekehrten Weg gehen sollten, also die Frage an Klienten stellen, was ihnen bei der Bewältigung kritischer Ereignisse hilft, und was sie selbst dazu beitragen.

Zusammenfassung der Forschungsergebnisse von Emmy Werner zum Thema Resilienz: Was trägt wer dazu bei?

1. Eine stabile Beziehung zu Partner oder Partnerin, welche den Erzählenden in Freundschaft verbunden waren, trägt zur Ver-

stärkung ihres Selbstwertgefühls bei. Oft wurde aus einer abgeschnittenen Bindung eine stabile zweite Ehe, nachdem die erste Ehe impulsiv geschlossen worden war und impulsiv endete. Eine zweite Ehe mit einem stabilen, liebevollen Menschen stärkte das Selbstwertgefühl der Befragten.

2. Die Bekehrung zu einem religiösen Glauben oder einem Gemeinschaftssinn, verbunden mit Erlösungshoffnung, wurde für einige Menschen zu einer emotionalen Basis, welche ihnen in unsicheren Zeiten Halt gab. Das war besonders wichtig für erwachsene Kinder von süchtigen Eltern, die selber mit Abhängigkeitsproblemen zu tun hatten.
3. Einige Befragte kämpften mit langfristigen Krankheiten oder den Folgen von Unfällen, welche um das Alter von 40 Jahren manchmal weniger wurden oder verschwanden. Hin und wieder war auch eine Erfahrung mit Nähe zum Tod der Anlass für eine Heilung oder für eine positive Entwicklung.
4. Formelle Psychotherapie war nur für etwa 5 % aller Befragten hilfreich! Die meisten Angehörigen der untersuchten Gruppe zogen konkrete Maßnahmen wie Medikamente einer Gesprächstherapie vor. Es handelte sich bei diesen um gut ausgebildete Menschen.
5. Erfahrungen über längere Zeit in vielen Ländern der Welt:
   Von 30 % aller untersuchten Kinder waren die meisten in Armut und spannungsreichen Familien aufgewachsen. Zwei Drittel der betroffenen Kinder zeigten entsprechende Symptome, während ein Drittel sich zu kompetenten, selbstsicheren und sozial aufmerksamen Menschen entwickelte.

   Sogar in der frühen Kindheit zeigten die kompetenten Kinder bestimmte Temperamentsmerkmale, welche bei Betreuern positive Reaktionen auslösten. Bereits im Alter von einem Jahr wurden diese Kinder von ihren Müttern als »freundlich« beschrieben. Im Alter von zehn Jahren zeigten sie unter Stress Selbstvertrauen und besondere Kompetenzen.
6. Erholung im Erwachsenenleben: Eindrücklich an der Untersuchung von Emmy Werner ist die Tatsache, dass sich die meisten Beobachteten zwischen 32 und 40 Jahren von früheren Problemen erholt hatten. Es gibt aber leider nur wenige andere Studien, welche solche Entwicklungen zeigen, und sie wären dringend nötig.

Erfahrung mit der vorliegenden Untersuchung

Wir fassen zusammen, was unsere Eindrücke der Voraussetzungen für Gedeihen trotz widriger Umstände bei Menschen in Not sind:

1) Gesundheit und materielle Sicherheit.
2) Leben in einer Partnerschaft, die über den Tag hinaus verbindlich und vertrauensvoll ist. Ehe oder eheähnliche Beziehungen werden damit aufgewertet. Das Gleiche gilt für Beziehungen von gleichgeschlechtlichen Paaren.
3) Die Fähigkeit, eine Beziehung zu »gestalten«, bedingt Gesprächsbereitschaft, Beziehungsoffenheit und gegenseitige Offenheit für gemeinsame Anliegen, wie auch
4) Bereitschaft, das psychosoziale Netz über die Familie hinaus zu erweitern und zu nutzen.
5) Voraussetzung ist die Reflexionsbereitschaft gegenüber anderen Menschen. Dazu gehört, dass der Status quo mit Visionen für Alternativen dazu versehen wird.
6) Beratung: Eine professionelle Haltung von Freundlichkeit und Trost kann Menschen entspannen und öffnen für mögliche neue Perspektiven. Worte für Beziehungen sind dabei wichtiger als technische Vorgaben!
7) Die endlose Berichterstattung in den Medien über Alarmsignale zum »Ende von Paarbeziehung und Familie« sollte erweitert und differenziert werden um das Konzept der Resilienz. Gedeihen trotz widriger Umstände ist ermutigender als Informationen dazu, warum es »klemmt«!

Nochmals zum Thema Resilienz

Unter Resilienz wird die Fähigkeit von Menschen verstanden, Krisen im Lebenszyklus unter Rückgriff auf persönliche und sozial vermittelte Ressourcen zu meistern und als Anlass für Entwicklung zu nutzen. Mit dem Konzept der Resilienz verwandt sind Konzepte wie Salutogenese, Coping und Autopoiese. All diese Konzepte fügen der Orientierung an Defiziten eine alternative Sichtweise bei. Der Begriff Resilienz bedeutet einen aktiven Prozess des Umganges mit kritischen Lebensereignissen, und dieser Umgang schließt sowohl Individuen als auch ihre Bezugspersonen in Paar- und Familienbeziehungen mit ein.

Individuelle Resilienz wird am besten unter dem Aspekt der Entwicklungspsychologie verstanden (Largo 2007; Ciompi 1997), während *Familien-Resilienz* theoretische Wurzeln hat im Stressmanagement einer Familie (Boss 2006, S. 48 ff.). Wichtig zu wissen ist, dass eine vielfältige anstelle einer einfältigen Beschreibung von Resilienz viel hergibt für effiziente Lösungen sowie für den konstruktiven Umgang mit Problemen. Die Annahmen, die den Fragen zugrunde liegen, welche Aspekte zur familialen Bedeutungsgebung eines kritischen Ereignisses auflisten, sind die folgenden (Boss 2006, S. 83).

Denken in vielfältigen Perspektiven, und was zu dieser Vielfalt gehört:

- Verankerung in Religion und Spiritualität,
- Versöhnlichkeit,
- positives Tun im Umgang mit Stress,
- hoffnungsvolle Zuschreibungen,
- Rituale,
- Bereitschaft zu Opfern (für Liebe und gute Lebensbedingungen),
- Leiden als Teil des Lebens verstehen,
- Hoffnung schöpfen.

Der persönliche Anteil von Therapeut oder Therapeutin am Gelingen guter Beratung

1.

Gutes therapeutisches Gelingen setzt einen guten Umgang mit den eigenen Grenzen voraus. Dass auch wir als professionelle Psychotherapeuten uns mit der Frage auseinandersetzten müssen, wie wir mit unseren eigenen Grenzen umgehen, gehört zu unserer persönlichen und beruflichen Entwicklung.

2.

Unser eigenes Gedeihen trotz widriger Umstände schließt in einer Welt, die auf die effiziente Lösung von Problemen ausgerichtet ist, Aspekte ein, die mit Demut zu tun haben. Das bedeutet zum Beispiel den offenen Umgang mit unklaren Diagnosen und mit Problemen, die bei aller Anstrengung nicht »gelöst« werden können, wie zum Beispiel Krankheit, Sterben und Tod.

3.
Angehörige beratender Professionen fühlen sich leicht überfordert, wenn sie mit Menschen zu tun haben, die bei allem guten Willen keine passenden Lösungen finden für ihre Problematik. Das Thema der »Grenzen von Machbarkeit« betrifft nicht nur Individuen und Familien, sondern auch Therapeuten und Projektgruppen im Gemeinwesen.

4.
Das Selbst von Therapeutin und Therapeut: Unser Ziel ist, die eigene Toleranz für Ungewissheit zu erhöhen. Wir müssen darüber nachdenken, wie wir als Menschen ganz präsent sein können für unsere Klienten, welche leiden unter der Ungewissheit, die eine traumatische Erfahrung für sie bedeutet. Das Trauma von Verlusten, die nicht wieder gutzumachen sind, lehrt uns, dass wir bei allem guten Willen nicht alle seelischen Schmerzen heilen können. Wir brauchen die Demut, Menschen zu unterstützen, selbst dann, wenn wir nicht wissen, was für sie richtig ist.

5.
Kernthemen von professionellen Therapeutinnen und Therapeuten sind Resilienz und Verstehen (Boss 2006, S. 199 ff.):

Resilienz ist ein zentrales Anliegen jeder guten Aus- oder Weiterbildung von professionellen Therapeuten. Technische Kompetenz allein genügt nicht! Wenn ich zum Beispiel höre, wie ein Kollege im Umgang mit Lernenden sich aufplustert durch den Gebrauch einer pseudowissenschaftlichen Kunstsprache, weiß ich, dass er nichts von der Kunst guter Therapie verstanden hat und seine Unsicherheit hinter einem Fachjargon zu verstecken sucht. Das schmerzt mich, weil seine Hilflosigkeit deutlich wird sowie seine Verzweiflung, dass er – wie wir alle – nicht allen Menschen das geben kann, was sie bräuchten.

Was wir und unsere Kollegen vor allem lernen müssen ist, dass die einzige Person, die wir verändern können, wir selbst sind. Aber das ist vielleicht in Hinblick auf unsere eigene Unsicherheit zu wenig. Da hilft die »Kuschelgruppe«, auf die ein verunsicherter Mensch sich beziehen kann und die ihn trägt, selbst dann, wenn er für sich selber schwer zu verstehen ist. Die Kuschelgruppe ist ein wesentlicher Teil von Resilienz – besonders für Menschen in Ausbildung!

Kürzlich berichtete mir ein Mitglied einer solchen Kuschelgruppe von dem, was ihr in ihrer eigenen professionellen Entwicklung am meisten geholfen habe. Das sei der simple Satz gewesen: »Wenn du die Menschen gern hast, die zu dir kommen, brauchst du dir keine Sorgen zu machen, ob Therapie gelingt.« Diesen Satz habe ich als Supervisorin selbst gesagt, und im Nachhinein frage ich mich, woher ich den Mut nahm, eine so simple Anweisung zu geben. Vielleicht weil ich weiß, dass Zuneigung oder Liebe das ermöglicht, was als Meisterschaft in professionellen Beziehungen beschreibbar ist? Einer »Meisterschaft«, die auf Gedeihen und Kontinuität zielt, und nicht auf den Abbruch von Beziehungen durch »wissenschaftliche« Konstrukte.

Ohne das *Verstehen*, dass Verhalten, auch wenn es noch so absurd daherkommt, Gründe hat, die am besten über das Erschließen von Lebensgeschichten verstanden werden können, fehlt uns manchmal der Mut, eine Kultur der Begegnung zu pflegen. Darum müssen wir erfahren, woher Supervisanden kommen, und wie wir die Schlüssel zu ihren Lebensthemen finden. Hierfür ist das Genogramm bzw. eine Skizze der Familiengeschichte mit den wichtigsten Lebensthemen von Supervisanden so wichtig.

Leitfaden für die Hilfestellung durch Berater und Beraterinnen

1. Achten Sie auf eine sorgfältige Diagnose und fragen Sie, was bisher hilfreich war. Manchmal hilft es zu wissen, dass die bisherigen Vorgehensweisen zwar gut gemeint, aber wenig erfolgreich waren. Das lässt sich am besten erfahren im Gespräch mit Patienten und hin und wieder auch mit ihren Ärztinnen oder Ärzten oder Therapeuten.
2. Die Kunst, offene Fragen zu stellen anstelle der Fokussierung auf vorgefasste Hypothesen, kann bei der Entwicklung professionellen Verstehens weiterführen.
3. Denk- und Fühlweisen im Zusammenhang mit der Geschichte eines dramatischen Ereignisses lassen sich am besten verstehen, wenn Raum gegeben wird für das Erzählen von Geschichten durch Patienten und ihre Angehörigen. Dazu gehört, dass von den Zuhörenden sorgfältig beachtet wird, wer sich für welchen Aspekt des Geschehens verantwortlich fühlt.

4. Es trägt zu einer guten Entwicklung der Klienten bei, wenn dabei anderen Professionellen Anerkennung für ihren Anteil an der Hilfe gegeben wird. Meist hilft – über den Patienten hinaus – die Einbeziehung bedeutsamer Bezugspersonen. Das können auch Eltern oder Kinder sein.
5. Wenn eine Krankheit oder ein anderes kritisches Ereignis unerforscht und mühsam zu verstehen ist, kann ein gewisser Ärger über die eigene Hilflosigkeit bei Therapeuten bzw. Ärzten und Ärztinnen entstehen. Der Zugang zu solchen Gefühlen ist nicht einfach, und flotte Sprüche helfen nicht weiter. Aber die Unterstützung eines Kollegenteams kann hier helfen.

Leitfaden für Betroffene: Worauf es ankommt

Anleitung für Menschen, die von einem schweren Schicksal betroffen sind und Hilfe suchen

- Freundschaften pflegen, bevor man sie braucht.
- Damit rechnen, dass Freunde und Freundinnen im Notfall präsent sind.
- Ein »Notfall« kann auch eine alte Geschichte sein, die durch gegenwärtige Ereignisse plötzlich akut wird und Unterstützung fordert.
- Eine Unterstützung kann auch Geld bedeuten, z.B. ein kräftiger Vorbezug auf ein anstehendes Erbe.
- Hilfe kann auch darin bestehen, dass Informationen zu einem kritischen Lebensereignis zusammengetragen werden. Manchmal muss damit gerechnet werden, dass man auf einen schwierigen Weg voller Uneindeutigkeiten geschickt wird und nicht weiß, was hilft. Vor allem wenn eine Situation uneindeutig ist und viele mögliche Antworten vorgibt, trifft dies zu. Wenn z.B. eine Krankheit wenig erforscht ist, fehlen oft Hinweise für einen guten Umgang damit. Der Begriff Coping, der einen guten Umgang mit einer schweren Lebenskrise bedeutet, liegt manchmal außerhalb des medizinischen Repertoires. Dies anzunehmen ist schwierig.
- Selbst alle Möglichkeiten der Unterstützung abzuklappern, kann erschöpfen. Besser ist, einen guten Hausarzt oder eine

Hausärztin zu konsultieren, welche die ganze Situation einschätzen kann. Als Experte kann dieser auch verwirrende Berichte aus der Forschung verstehen und adäquat interpretieren.

- Der Hausarzt oder die Hausärztin ist als Ansprechpartner für Ratsuchende von größter Bedeutung, selbst wenn sie oder er nicht alle erhofften Antworten hat. Eine wichtige Bedeutung liegt darin, dass die oft verwirrende Flut an Information übersetzt wird und z.B. vor sprunghaften oder verwirrenden Informationen gewarnt wird. Gleichzeitig kann eine Überaktivität der betroffenen Menschen eingedämmt und auf mögliche Risiken hingewiesen werden – z.B. bei der Benützung von Cortison oder anderen Heilmitteln.
- Die Beständigkeit, welche ein zuverlässiger Hausarzt oder eine Psychotherapeutin mit Erfahrung und Engagement anbietet, kann wegweisend sein für die nächsten Schritte auf einem Weg der Ungewissheit, wie er für solche unklaren Situationen leider typisch ist.

Familien-Resilienz und Lebensthemen

Ergebnisse der Forschung zu Familien-Resilienz fokussieren auf

- Glaubenssysteme,
- Organisationsmuster,
- Kommunikations- und Problemlösungsmuster.

Resilienz schließt Schlüsselprozesse ein, welche die Fähigkeit, Hindernisse zu überwinden, betonen. Studien zeigen, dass die meisten Kinder, welche selber misshandelt wurden, *nicht* misshandelnde Eltern wurden! Es gibt eine Verbindung zwischen »Nurture und Nature« in der Entstehung von Resilienz, die nicht übersehen werden darf. Die uns bekannten Untersuchungen (1999) zeigen eindeutig die große Bedeutung »signifikanter Beziehungen« im Leben resilienter Menschen mit Familie, Verwandten, Lehrern, welche sie unterstützt haben, das Meistmögliche aus ihrem Leben zu machen. Diese Sichtweise weitet grundsätzlich die defizitorientierte Linse, durch die Menschen als gestört gesehen werden, zum Blick auf ihre Heilungsmöglichkeiten.

Die Grundlagen der Theorien von Familienstress, Coping und Adaptation, auf denen das Konzept der *Familien-Resilienz* beruht, liefern Hinweise für das Verstehen von Transformation und Entwicklung, welche aus widrigen Umständen entstehen kann.

Ein Resilienzrahmen bietet viele Vorteile. Er bezieht sich auf Stärken, die in Krisen negative Umstände überwinden können. Diese Perspektive basiert auf der festen Überzeugung, dass das Potenzial für Familienentwicklung und Erholung von Stress in der Reaktion auf widrige Lebensumstände liegt. Transzendenz durch spirituelle Kräfte, welche sich auch auf Beziehungen zu religiösen und gemeindenahen Gruppen beziehen, hilft dem Gedeihen trotz widriger Umstände. Dazu gehört auch eine gewisse finanzielle Sicherheit, welche bedeutsam ist für familiale Stärken.

Das Hauptparadox von Resilienz liegt darin, dass die schlimmste Zeit eines Lebens auch das Beste bewirken kann. Eine Lebenskrise kann zu Lernen, Verwandlung und Entwicklung in ungeahnte Richtung führen.

Die ökologische Perspektive, welche diese Theorien leitet, erfordert einen multidimensionalen theoretischen Rahmen, der auf Diversität beruht – also Gender, ökonomische Situation, die jeweilige Entwicklungsphase sowie allgemeine Elemente bezüglich Krisensituationen umfasst. Die sich ergebenden Herausforderungen können am besten verstanden werden, wenn man sie im Zusammenhang mit der Bewältigung kritischer Lebensereignisse versteht. Eine kritische Erfahrung wird vertieft, wenn negative Vergangenheitserfahrungen sich mit der Gegenwart vermischen. Dafür, dass dies gut verstanden wird, können Genogramme mit ihren Lebensthemen dienen.

Resilienz und Therapie – Zusammenfassung von Froma Walsh[4]

Zusammenfassend ist zu sagen, dass wir die Leidenssymptome einer Familie sowohl im zeitlichen Zusammenhang als auch in familialen und sozialen Kontexten betrachten und einschätzen sollten. Eine Chronologie der schwierigen familialen Ereignisse sowie das »Genogramm« der Familie sind wichtige Instrumente, mit denen Therapeuten Informationen über das familiale Beziehungsnetz in ein Sche-

4 Froma Walsh (2003): Family Resilience: A Framework for Clinical Practice. *Family Process* 42 (1):16 (Übers. v. Rosmarie Welter-Enderlin).

ma bringen, um Muster des Familiensystems nachzeichnen und Interventionen planen zu können. Das Resilienzkonzept verspricht allein schon wegen seiner *Flexibilität* vielfältige Anwendungsmöglichkeiten. Das Modell familialer Resilienz lässt sich auf die unterschiedlichsten Krisensituationen wie auch auf fortbestehende Herausforderungen des Lebens anwenden.

In anderen Worten: Der Resilienzansatz ermutigt Menschen dazu, frühere Wunden in ihrer Beziehungen heilen zu lassen. Das ist ein Merkmal dieses Ansatzes, dem unseres Erachtens noch mehr Aufmerksamkeit geschenkt werden muss. Vor lauter Sorge, »Lösungen« zu entwerfen, wird der »Kunst des Heilens« (Lown 2004) oder der Anleitung zum Umdenken manchmal zu wenig zugetraut.

Das Leben von Einzelnen und Familien sowie der Welt um uns herum verändert sich laufend und so dramatisch, dass wir uns nach starken und unveränderbaren Beziehungen sehnen. Doch wissen wir kaum, wie wir solche stabilen Beziehungen finden und entwickeln können, um den Herausforderungen des Lebens zu begegnen.

Familienforschung und -Praxis sollten neu kalibriert werden, weg vom Fokus, wie Familien versagen, hin zum Fokus, wie sie sich entwickeln und, wenn herausgefordert, Erfolg haben können im Umgang mit negativen Erfahrungen. Die Pionierin der Resilienz-Forschung, Emmy Werner, zeigt uns mittels qualitativer und quantitativer Forschung, wie die Ergebnisse der Resilienzforschung hilfreich auf die Arbeit von klinisch tätigen Menschen übertragen werden können und vor allem, wie sie jene leiten, die zuständig sind für die Planung politischer Entscheidungen. Ein »Familien-Resilienz-Rahmen«, der dafür entwickelt wurde, Forscher und Praktiker in ihrem Denken und Handeln zu begleiten, bedeutet eine wesentliche Veränderung in unserem Denken und unseren Interventions- und Präventionsanstrengungen.

Literatur

Boss, P. (2006): Resilienz und Gesundheit. In: B. Hildenbrand (Hrsg.): Erhalten und Verändern. Rosmarie Welter-Enderlins Beitrag zur Entwicklung der systemischen Therapie und Beratung. Heidelberg (Carl Auer), S. 59 ff.

Boss, P. (2008): Verlust, Trauma und Resilienz – Die therapeutische Arbeit mit dem »uneindeutigen Verlust. Stuttgart (Klett-Cotta).

Cardinale, C. (2006): André Malraux, La Lutte avec l'Ange. Schaffhausen (Novalis).

Ciompi, L. (1997): Die emotionalen Grundlagen des Denkens. Entwurf einer fraktalen Affektlogik. Göttingen (Vandenhoeck & Ruprecht).

Corbin, M. u. A. L. Strauss (1993): Weiterleben lernen. Chronisch Kranke in der Familie. München (Piper).

De Koven Fishbane, M. (1999): »Honor Thy Father and Thy Mother«: Intergenerational Spirituality and Jewish Tradition. In: F. Walsh (1999): Spiritual Resources in Family Therapy. New York (The Guilford Press), p. 136–156.

Doherty, W. J. (1999): Morality and Spirituality in Therapy. In: F. Walsh (1999): Spiritual Resources in Family Therapy. New York (The Guilford Press), p. 179–192.

Elliott, G. M. (1999): Opening Therapy to Conversations. In: F. (1999): Spiritual Resources in Family Therapy. New York (The Guilford Press), p. 209–222.

Falicov, C. J. (1999): Religion and Spiritual Folk Traditions in Immigrant Families: Therapeutic Resources with Latinos. In: F. Walsh (1999): Spiritual Resources in Family Therapy. New York (The Guilford Press), p. 104–120.

Frank, J. D. (1992): Die Heiler. Wirkungsweisen psychotherapeutischer Beeinflussung. Vom Schamanismus bis zu den modernen Therapien. Stuttgart (Klett-Cotta).

Hepp, U. (2006): Trauma und Resilienz – Nicht jedes Trauma traumatisiert. In: R. Welter-Enderlin u. B. Hildenbrand (2006): Resilienz – Gedeihen trotz widriger Umstände. Heidelberg (Carl-Auer), S. 139 ff.

Hernandez, P., D. Gangsei, D. Engstrom (2007): Vicarious Resilience. *Family Process* 46 (2): 229 ff.

Hildenbrand, B. (1983): Alltag und Krankheit. Ethnographie einer Familie. Stuttgart (Klett-Cotta).

Imber-Black, E. (2006): Wird es schlimmer, wenn man darüber spricht? Resilienz angesichts einer lebensbedrohlichen Krankheit. In: R. Welter-Enderlin u. B. Hildenbrand (2006): Resilienz – Gedeihen trotz widriger Umstände. Heidelberg (Carl-Auer), S. 94 ff.

Kriz, J. (1997): »Chaos, Angst und Ordnung«. Wie wir unsere Lebenswelt gestalten. Göttingen (Vandenhoeck & Ruprecht).

Largo, R. (2007): Kinderjahre. Die Individualität des Kindes als erzieherische Herausforderung. München (Piper).

Leimgruber W., Th. Meier u. R. Sablonier (1998): Das Hilfswerk für die Kinder der Landstrasse. Historische Studie aufgrund der Akten der Stiftung Pro Juventute. Bern (Schweizerisches Bundesarchiv).

Levold, T. (2006): Metaphern der Resilienz. In: R. Welter-Enderlin u. B. Hildenbrand (2006): Resilienz – Gedeihen trotz widriger Umstände. Heidelberg (Carl-Auer), S. 230 ff.

Lösel, F. u. D. Bender (1999): Von generellen Schutzfaktoren zu differentiellen protektiven Prozessen: Ergebnisse und Probleme der Resilienzforschung. In: G. Opp, M. Fingerle, A. Freytag (Hrsg.): Was Kinder stärkt. Erziehung zwischen Risiko und Resilienz. München/Basel (Reinhardt), S. 37–58.

Loth, W. u. A. von Schlippe (2004): Die therapeutische Beziehung aus systemischer Sicht. *Psychotherapie im Dialog* 5 (4): 341 ff.

Lown, B. (1996): Die verlorene Kunst des Heilens. Fankfurt/Main (Suhrkamp).

Nin, A. (1974): Die Tagebücher. Nummer 3, 1939–1944. München (Deutscher Taschenbuch Verlag).

Perry, Alice de V. a. J. S. Rolland (1999): Spirituality expressed in Community Action and Social Justice: A Therapeutic Means to Liberation and Hope. In: F. Walsh (1999): Spiritual Resources in Family Therapy. New York (The Guilford Press), p. 272–292.

Roberts, J. (1999): Heart and Soul: Spirituality, Religion, and Rituals in Family Therapy Training. In: F. Walsh (1999): Spiritual Resources in Family Therapy. New York (The Guilford Press), p. 256–271.

Rolland, J. S. (1994): Families, Illness & Disability. An Integrative Treatment Model. New York (Basic Books).

Rolland, J. S. (2006): Resilienz von Familien mit kranken und behinderten Angehörigen: Ein integratives Modell. In: R. Welter-Enderlin u. B. Hildenbrand (2006): Resilienz – Gedeihen trotz widriger Umstände. Heidelberg (Carl-Auer), S. 158 ff.

Rutter, M. (1987): Psychosocial resilience and protective mechanisms. *American Journal of Orthopsychiatry* 57 (3): 316–331 ff.

Scheinkman, M. (2007): Über das Trauma der Untreue hinaus: Ein neuer Blick auf Affären in der Paartherapie. *Familiendynamik* 32 (4): 301–329 ff.

Sheinberg M. a. True F. (2008): Treating Family Relational Trauma: A Recursive Process Using a Decision Dialogue. *Family Process* 47 (2): 173 ff.

Walsh F. (1999): Religion und Spirituality: Wellsprings for Healing and Resilience. In: F. Walsh (1999): Spiritual Resources in Family Therapy. New York (The Guilford Press), p. 3–27.

Walsh F. (2003): Family Resilience: A Framework for Clinical Practice. *Family Process* 42 (1): 1–28 ff.

Walsh, F. (1998): Strenghtening Family Resilience. New York (The Guilford Press).

Walsh, F. (1999): Spiritual Resources in Family Therapy. New York (The Guilford Press).

Walsh, F. (2006): Ein Modell familialer Resilienz und seine klinische Bedeutung. In: R. Welter-Enderlin u. B. Hildenbrand (2006): Resilienz – Gedeihen trotz widriger Umstände. Heidelberg (Carl-Auer), S. 43 ff.

Weingarten, K. (1999): Stretching to Meet What's Given: Opportunities for a Spiritual Practice. In: F. Walsh (1999): Spiritual Resources in Family Therapy. New York (The Guilford Press), p. 240–255.

Welter-Enderlin, R. (1989): Krankheitsverständnis und Alltagsbewältigung in Familien mit chronischer Polyarhritis. Psychologie und Medizin. München (Psychologie Verlags Union).

Welter-Enderlin, R. (2006a): Resilienz aus der Sicht von Beratung und Therapie. In: R. Welter-Enderlin u. B. Hildenbrand (2006): Resilienz – Gedeihen trotz widriger Umstände. Heidelberg (Carl-Auer), S. 7 ff.

Welter-Enderlin, R. (2006b): Resilienz bei Paaren: Wie das Resilienzkonzept als Langzeitperspektive meine Praxis beeinflusst. In: R. Welter-Enderlin u. B. Hildenbrand (2006): Resilienz – Gedeihen trotz widriger Umstände. Heidelberg (Carl-Auer), S. 80 ff.

Welter-Enderlin, R. (2006c): Wie aus Familiengeschichten Zukunft entsteht. Neue Wege systemischer Therapie und Beratung. Heidelberg (Carl-Auer).

Welter-Enderlin, R. (2007): Einführung in die systemische Paartherapie. Heidelberg (Carl-Auer).

Welter-Enderlin, R. u. B. Hildenbrand (1998): Gefühle und Systeme. Heidelberg (Carl-Auer).

Welter-Enderlin, R. u. B. Hildenbrand (2006): Resilienz – Gedeihen trotz widriger Umstände. Heidelberg (Carl-Auer).

Werner, E. E. (2000): Through the Eyes of Innocents. Children witness World War II. (Westview).

Werner, E. E. (2006): Wenn Menschen trotz widriger Umstände gedeihen – und was man daraus lernen kann: Resilienz im Alltag. In: R. Welter-Enderlin u. B. Hildenbrand (2006): Resilienz – Gedeihen trotz widriger Umstände. Heidelberg (Carl-Auer), S. 28 ff.

Werner, E. E. a. R. S. Smith (1992): Overcoming the Odds. High Risk Children from Birth to Adulthood. Ithaca/London (Cornell University Press).

Wolin, St. J., W. Muller, F. Taylor a. S. Wolin (1999): Three Spiritual Perspectives on Resilience: Buddhism, Christianity, and Judaism. In: F. Walsh (1999): Spiritual Resources in Family Therapy. New York (The Guilford Press), p. 121–135.

Über die Autorin

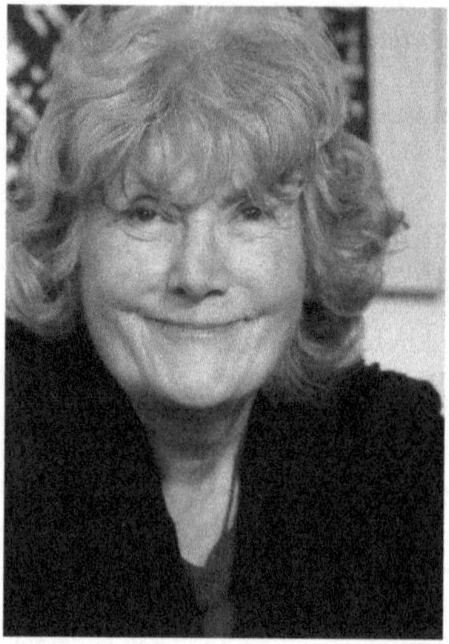

Rosmarie Welter-Enderlin (1935–2010), MSW, Paar-, Familien- und Organisationsberaterin, langjährige Lehrbeauftragte an der Universität Zürich; Autorin zahlreicher Fachartikel und Bücher, darunter *Einführung in die systemische Paartherapie* (2. Aufl. 2010), *Wie aus Familiengeschichten Zukunft entsteht* (2006) und – zusammen mit Bruno Hildenbrand – *Resilienz: Gedeihen trotz widriger Umstände* (4. Aufl. 2012), *Rituale – Vielfalt in Alltag und Therapie* (3. Aufl. 2011) sowie *Gefühle und Systeme* (1998). 2003 erhielt sie den »American Family Therapy Academy Award« für herausragende Beiträge zur Familientherapie. Im Jahr 2006 ehrten zahlreiche Kollegen Rosmarie Welter-Enderlins Beitrag zur Entwicklung der systemischen Therapie und Beratung mit der Festschrift *Erhalten und Verändern* (hrsg. von Bruno Hildenbrand).

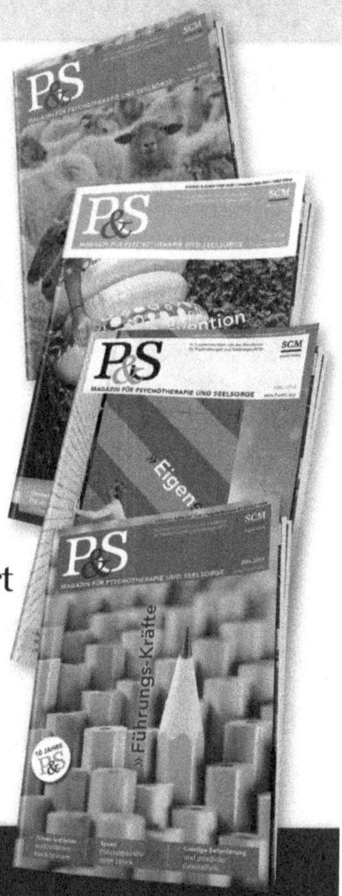

Rosmarie Welter-Enderlin | Bruno Hildenbrand (Hrsg.)

Rituale – Vielfalt in Alltag und Therapie

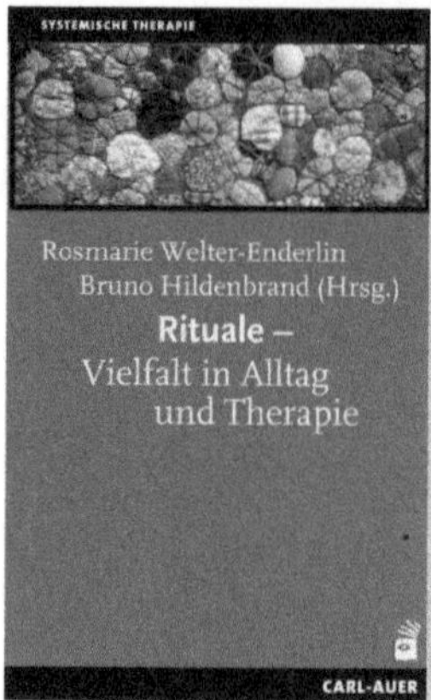

255 Seiten, 11 Abb., Kt, 3. Aufl. 2011
ISBN 978-3-89670-460-3

Rituelle Verschreibungen gehören zum festen Repertoire der systemischen Therapie. Wie sie wirken und welchen Stellenwert sie im menschlichen Leben haben, wird in diesem Zusammenhang hier erstmals näher erklärt.

Autoren aus Psychologie, Politik, Wirtschaft und Sport arbeiten in diesem Buch die Bedeutung von Ritualen heraus. Sie zeigen, wie Rituale in Organisationen fruchtbar eingesetzt werden können oder stellen ihre therapeutische Arbeit mit Ritualen vor.

Aus einer spannenden Mischung von Theorie und Alltag erwachsen zahlreiche neue Impulse für die beraterische und therapeutische Praxis.

Mit Beiträgen von: Luc Ciompi • Evan Imber-Black • Moritz Leuenberger • Tom Levold • Richard B. Reich • Jochen Schweitzer-Rothers • Gunthard Weber u. a.

„... eine farbige Fülle von Aspekten und Beispielen aus der Arbeit, die dazu anregt, das eigene Verständnis und den eigenen Umgang mit diesem spannenden Thema zu überdenken und weiterzuentwickeln." BSO Bulletin, Martin Fulda, 1/2003

Carl-Auer Verlag • www.carl-auer.de